FISCHER

Susanne Kaloff

# Angst ist nichts für Feiglinge

**Mein Exit aus der Panik**

❋ | FISCHER

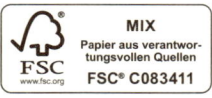

Originalausgabe

Erschienen bei FISCHER Taschenbuch
Frankfurt am Main, April 2020

© 2020 S. Fischer Verlag GmbH,
Hedderichstr. 114, D-60596 Frankfurt am Main

Satz: Pinkuin Satz und Datentechnik, Berlin
Druck und Bindung: CPI books GmbH, Leck
Printed in Germany
ISBN 978-3-596-70030-1

»I'll protect you from the hooded claw. Keep the vampires from your door. When the chips are down I'll be around with my undying, death-defying love for you.«

*Frankie Goes to Hollywood, The Power of Love.*

FÜR IMMER

# Inhalt

## Vorwort

Ich bin keine Wissenschaftlerin, keine Psychologin, und ich habe keinen Doktortitel. Was ich allerdings habe: seit jeher die Hosen voll. Dieses Buch ist weder ein Ratgeber noch eine psychologisch fundierte Abhandlung. Es ersetzt keinen Arztbesuch, keine Therapie, es bietet nicht Antworten auf alle Fragen und ist kein Versprechen. Es ist eher mein Tagebuch, das ich anfing im Geist zu schreiben, seit ich mit zwölf Jahren neben meinem Vater im Theater saß und aus scheinbar heiterem Himmel panische Angst bekam, jetzt sofort auf der Stelle in dieser Sitzreihe zu sterben, wenn ich diesen Ort nicht schnellstmöglich verlassen darf. Bis zu diesem Abend kannte ich das Wort Panikattacke nicht, aber ich spürte, dass mein Herz zu schnell schlug, dass meine innere Unruhe zu alarmierend war, um gelassen dem Stück zu folgen, dass meine Aufmerksamkeit nicht mehr dort war, wo ich in diesem Moment saß. Vor allem war ich sicher, jeden Moment tot umzufallen. Angst isst nicht die Seele auf, wie es Rainer Werner Fassbinder mal meinte, sie ist wie ein Schatten, der immer da ist, wo du bist. Der dich begleitet, sich nicht abhängen lässt, er ist dir immer voraus, geht furchtlos voran. Und wenn du denkst, alles ist in Ordnung, tippt er dir aus dem Nichts mit einem knochigen Finger von hinten auf die Schulter.

Ob das der Grund ist, warum ich mir kurz vor einer Panikattacke immer an den Nacken gefasst habe? Was ich sicher weiß: Ich bin in guter Gesellschaft. Angsterkrankungen gehören, neben Alkoholmissbrauch, zu den häufigsten Erkrankungen in Deutschland. Sie sind weiter verbreitet als Herzkreislauferkrankungen und Krebs. Rund zehn Millionen Angstpatienten gibt es in Deutschland. Etwa fünfzehn Prozent der gesamten Bevölkerung erkranken in ihrem Leben an einer Panikstörung mit Panikattacken. Mir sagen diese Zahlen allerdings überhaupt nichts, Statistiken haben selten einen realen Bezug, sie bleiben anonyme Fälle, die ich in keinen Zusammenhang zu mir und meinem Umfeld bringen kann. Wenn es heißt, so und so viele Menschen leiden an etwas, an dem ich auch leide, tröstet das kaum, solange ich kein Gesicht dazu habe, keine Geschichte kenne, wenn ich nicht weiß, ob die Frau neben mir in der U-Bahn möglicherweise eine von den zehn Millionen ist. Oder ob der Typ vor mir in der Schlange der Supermarktkasse vielleicht gerade tausend Tode stirbt, obwohl er ausschaut, als würde er nur ein Sixpack Bier kaufen. Was jedoch selbst mir mit dieser Zahl klar wird: Angst ist die Volkskrankheit unserer Zeit. Angst ist mitnichten bloß die Plage der Jugend, der sogenannten Lost Generation, sie macht keinen Halt vor Generationen, Geschlechtern, sozialen Schichten oder Herkunft. Und es gibt mit Sicherheit eine Zahl von Betroffenen, die noch höher ist als die zehn Millionen registrierten Patienten. Ähnlich wie Alkohol gehört nämlich auch Angst zu den großen Tabuthemen. Vielleicht, weil uns von klein auf eingetrichtert wurde: Du brauchst keine Angst zu haben, du darfst keine Angst haben. Und wenn du sie hast, behalte sie um Himmels willen für dich.

Frauen haben laut Statistik häufiger Panikattacken. Aber stimmt das wirklich? Männer benutzen den Begriff Burn-out sehr selbstbewusst, weil Erschöpfung gerne als Statussymbol gehandelt wird. Wie würde es aber klingen, wenn ein ganzer Kerl Panikattacken hätte? Ich kenne Männer aus dem echten Leben, die regelmäßig Herzrasen haben, die weder Auto noch Bahn fahren, noch schlafen können vor Panik. Man sieht es ihnen nur nicht an. Und das ist ein weiterer Punkt, der die Angst zum Tabu macht: Sie ist unsichtbar. Sie lässt sich, zumindest eine Weile, exzellent mit gesellschaftlich akzeptierten Drogen betäuben, hinter einer großen Klappe, einer perfekten Fassade, hinter rastloser Beschäftigung und Stress verstecken. Angst findet gut beschützt im Inneren statt.

In diesem Buch beschreibe ich, wie mich meine Angst begleitete, mir folgte, mich das Fürchten lehrte, weil ich seit diesem Abend im Theater immer wieder völlig unvorhersehbar etwas hatte, das meine Eltern nur als »das« bezeichneten. Wie mir irgendwann klar wurde, was »das« eigentlich bedeutet. Wie ich mit der Angst gerungen und mich doch wieder im Kreis gedreht habe, wie ich nach langer Reise herausfand, dass ich sie weder bekämpfen noch vor ihr weglaufen muss oder kann, sondern sie eher fragen sollte, wo sie herkommt, was sie von mir möchte und ob ich ihr irgendwie helfen kann. Und wie ich eines Tages verstand: Sie will mir nichts Böses. Im Gegenteil.

Ich fiel übrigens wider Erwarten nicht tot um. Weder an dem Abend im Theater noch in den darauffolgenden 38 Jahren, in denen ich immer wieder fest davon überzeugt war, es nun doch zu tun. Von diesen Situationen, Lebensstationen, Umwegen, Reisen zum Ich, Rückschlägen, von Niederlagen, den Therapien, den Triumphen, von der Angst vor der Angst, den Siegen, dem Scheitern und den größeren Zusammenhängen zwischen all dem erzähle ich in diesem Buch. Ich erzähle es so, wie ich es einer Freundin erzählen würde. Es hätte reichlich Themen gegeben, über die ich hätte schreiben können, die einfacher, weniger schwer verdaulich gewesen wären. Solche, bei denen ich mich nicht erklären müsste, bei denen ich nicht Gefahr laufen würde, womöglich anzuecken, zu verstören oder Leserbriefe zu bekommen von Menschen, die alles ganz anders sehen als ich. Die sich eventuell angegriffen fühlen von meinem Blick auf das Leben, die Welt, den Kosmos, den Tod. Von meinem Blick auf dieses große, ernste, erschreckende Thema Angst. Ich hätte das tun können, aber nichts interessiert mich weniger als Oberfläche. An der Oberfläche sieht alles so hübsch glatt aus, während es darunter bebt. Kaum einer spricht über das Darunter, warum? Vermutlich aus Angst. Was wiederum zeigt: Sie ist überall, während wir so tun, als gebe es sie gar nicht. Wie Kinder, die sich die Hände vor die Augen halten, im Glauben, sie seien dadurch unsichtbar.

Von meinem letzten Buch habe ich gelernt, dass ich noch deutlicher machen muss, dass es sich um eine, meine subjektive Meinung handelt. Ausschließlich um meine persönliche Geschichte, die dennoch kein Einzelfall ist. Das Spektrum von Angst ist weit und groß. Reicht von kleinen Schreckmomenten beim Anblick einer Maus bis hin zu lähmenden Zuständen, die verhindern, dass man sein Zuhause verlassen kann. Ich weiß das. Und ich habe nicht die eine konkrete Lösung, keinen Masterplan, keine zehn Schritte, um sie abzuhängen, sie zu besiegen. Was ich habe, ist meine eigene Erfahrung. Und den absoluten Glauben, dass es mehr Menschen gibt, die ähnliches empfinden wie ich, denen es vielleicht hilft, zu lesen, was mir half. So wie man einer Freundin etwas von sich offenbart, damit sie sich nicht so allein fühlt, sie sich selbst besser versteht, damit das Schwere leichter wird, weil wir es teilen. Es wird nicht jeden erreichen, und das ist in Ordnung. Bei meinem letzten Buch ging es auch um ein Tabuthema: Alkohol. Ich bekam danach Zuschriften von Menschen, die sich von meinem leichtfüßigen Umgang mit dem schweren Thema nicht ernstgenommen oder gar bedroht fühlten. Für die einen trank ich zu wenig in der Vergangenheit, um ein solches Buch schreiben zu dürfen. Die anderen wollten, dass ich auch Alkoholikerin bin, dass wir gemeinsam in einem Boot sitzen. Wieder andere fürchteten, dass ich ihnen ein Alkoholproblem unterstelle. Mit Sicherheit habe ich mehr und gleichzeitig weniger Angst als andere. Es ist stets ein heikler Pfad, über sein Innenleben zu berichten, ich tue es dennoch. Es ist für mich der einzige Weg, um Licht ins Dunkel zu bringen. Und ich hätte es keinen Moment früher tun können: Speak from the scar, not from the wound. Die eigene Geschichte erst dann zu erzählen, wenn man nicht mehr knietief drinsteckt, wenn das Drama verheilt ist, wenn aus der Wunde eine Narbe wurde, kann für andere vielleicht hilfreich sein: Ich verstehe das, ich kenne das Gefühl, ich war da auch mal, ich bin da nicht mehr, weil ich einen Ausweg fand.

# 1. Herzklopfen

## Reise zu meinem inneren Ungeheuer

Ich sitze auf einer Insel im Nirgendwo und frage mich, wie ich es überleben soll. Wie zwei Wochen von morgens bis abends mit mir aushalten, ohne Begleitung, ohne Zerstreuung, ohne eine Aufgabe? Dabei habe ich in Wahrheit eine große Aufgabe: ein Buch schreiben über die Angst. Ein Thema, das zwar meine eigene Idee war, mir jedoch in der Umsetzung absurderweise so viel Angst macht, dass ich erst mal ein paar Wochen gelähmt bin, dann panisch beschließe wegzurennen. Eine automatische Reaktion auf alles, was ich fürchte: Bloß fort von hier! Die erste Frage, die ich mir stelle: Wohin? Die zweite: Vor was genau fliehst du eigentlich? Sobald du verrätst, dass du Abstand brauchst, eine Situation hinter dir lassen, deine Heimat vorübergehend verlassen willst, teilt dir jeder Klugscheißer unaufgefordert mit: »Na ja, du weißt schon, man nimmt sich immer selbst mit.« Diese populäre Weisheit stimmt nur zum Teil. Ja, du nimmst dich immer mit, aber du bringst niemals den gleichen Menschen wieder mit zurück.

Es ist der erste Abend von vierzehn. Die vor mir liegende Zeit erscheint mir so lange, als seien es vierzehn Jahre. Vermutlich habe ich deshalb Literatur für einen entsprechenden Zeitraum eingepackt. Mehr Bücher in meinem Gepäck als Schuhe. Es ist schwere Kost, Ratgeber mit Titeln wie »Die Grundformen der Angst« und »Zart besaitet — Selbsthilfe für hochsensible Menschen«. Ich lasse sie erst mal im Rucksack. Draußen sind es noch immer dreißig Grad, ich sitze mit Tsatsiki am Tisch, allein unter Pärchen und Familien. Als ich überlegt hatte, wohin ich fliehen könnte, welcher Ort geeignet sei, um die Angst abzuhängen, obwohl ich mich ihr doch professionell nähern wollte, um überhaupt den Anfang des Buches zu schreiben, stolperte ich über Hydra. Eine zwanzig Kilometer lange und vier Kilometer breite Insel, die zu den Saronischen Inseln gehört und nur zwei Fährstunden von Athen entfernt liegt. Es klang wie das Paradies: keine Autos, nur Esel und Pferde, keine Plastikmöbel, keine Sandstrände, die Massentourismus anziehen, aber Kate Moss sei ab und an hier, las ich. Henry Miller war schon Anfang der Vierzigerjahre Fan der kargen Insel, später schrieb er in seiner griechischen Reisegeschichte »Der Koloss von Maroussi«: »Die Sonne ist der Mensch, der darum kämpft, zu einem andern Licht emporzusteigen, von Licht zu Licht«. Ich verstehe den Satz nicht, aber ich mag den Klang. In den Sechzigern kam Leonard Cohen hierher, verliebte sich in eine Norwegerin, kaufte mit gerade mal 26 Jahren ein Haus für 1500 Dollar. Solche Geschichten liebe ich, deshalb bin ich hergekommen. Vor allem aber, um meine eigene Geschichte aufzuschreiben, wie ich zu einem anderen Licht emporstieg: von der Angst zur Liebe. Denn das Gegenteil von Angst heißt nicht Mut, es heißt Liebe. Und das Gegenteil von Liebe heißt nicht Hass, es heißt Angst. Das habe ich bloß lange Zeit nicht gewusst. Stattdessen versuchte ich die angeborene Angst zu bekämpfen, sie zu köpfen, sie zu ersticken, sie ein für alle Mal zum Schweigen zu bringen, seit ich denken kann.

Später, als ich längst meinen Flug und mein Apartment auf

der Insel gebucht habe, finde ich heraus, was der Name Hydra eigentlich bedeutet. Die Hydra, griechisch Ýdra, ist ein neunköpfiges schlangenähnliches Ungeheuer der griechischen Mythologie. Die Hydra war die Tochter von Echidna und Typhon. Sie wuchs in den Sümpfen von Lerna, im Süden Griechenlands auf, und kam aus dem Wasser heraus aufs Land gekrochen, um Vieh zu reißen und die Felder zu verwüsten Laut der Sage versuchte Herakles, mit seiner Keule dem Ungeheuer die Köpfe zu zerschmettern, doch kaum hatte er einen Kopf der Hydra zerschlagen, wuchsen anstelle des einen Kopfes zwei neue nach. Die Hydra wird deshalb gerne als Gleichnis benutzt für Situationen, in denen jeder Versuch einer Unterdrückung nur zu weiterer Eskalation führt. Ich habe lange versucht, meine Angst zu unterdrücken, und ja, das führte zu etlichen Eskalationen. Die liegen hinter mir, denke ich, während ich nun hier an diesem Hafen sitze, als sei ich nach einer unendlichen Reise bei mir angekommen. Es ist bei weitem nicht so, dass ich furchtlos bin, aber ich habe gelernt, das Ruder in die Hand zu nehmen, statt hilflos in einer Nussschale zu treiben und mich vor jeder Welle zu fürchten. Am Nachbartisch der Taverne sitzt ein Mann in einem blütenweißen Poloshirt mit seiner Frau. Ich bin die einzige Person hier, die allein zu Abend isst. Das Paar sieht mich von der Seite an, sie sprechen Deutsch, aber keiner ahnt, dass ich jedes Wort verstehe, weil ich kein Wort sage. Zu wem auch? Sie fragt ihn: »Sag mal, hab' ich da was im Auge?« Er schaut kurz von seinem Grillteller auf und brummt: »Nö, da ist nichts.« Sie reibt ihre Augen und rückt noch ein Stück näher an sein Gesicht: »Doch, guck' doch noch mal, da ist doch was drin.« Er guckt wieder, kann nichts finden. Sie fragt ihren pubertierenden Sohn: »Guck du mal, aber ich bin doch ver-

18

schmiert da, oder?« Keiner kann was feststellen, sie isst weiter ihre frittierten Zucchiniblüten und schaut still vorwurfsvoll, als müsse man mehr für sie tun. Als müsse man ihr wenigstens eine Wimper zärtlich aus den Augen pulen. Ihr Sohn äußert, dass er allein noch mal durchs Dorf ziehen möchte mit seinem Kumpel. Die Frau ringt erst um Fassung, dann mit den Tränen, ich sehe, wie sie in ihr aufsteigen, auch, wie sie ihre Beine unter dem Tischtuch ineinander verhakt. Und ich fühle mit ihr. Dieses Leid in ihr, dieser Kampf, alles festzuhalten, zusammenzuhalten, damit es nicht zerrinnt, die Angst vor der Veränderung, die Angst vor dem Loslassen, dem Unbekannten, und die bittere Frage, warum der Sohn denn nun nicht mehr bei seinen Eltern bleiben möchte, wie all die vierzehn Sommer zuvor, wo ist denn alles hin? Und ich erinnere mich an den letzten gemeinsamen Urlaub als Familie vor zehn Jahren, in dem ich spürte, dass etwas in der Luft lag, ich dem Geist aber keinen Namen geben konnte. Es war, als würde ich auf einer Klippe stehen, vor mir der Abgrund und hinter mir verbranntes Land. Hätte ich damals gewusst, dass in diesem Sommer eine lange Reise begann, die ich allein antreten würde, die hässlich und wahnsinnig schön werden, und die am Ende doch nur zu mir führen würde, ich weiß nicht, ob ich sie freiwillig gebucht hätte. Aber das Leben hat oft ganz andere Trips mit einem vor als jene, die man selbst all-inclusive geplant hat.

Die Frau am Nachbartisch hätte ich früher sein können, in all ihrer Unsicherheit, mit ihren 600 Befürchtungen in einer Minute, was alles passieren, nicht passieren, schiefgehen, nicht perfekt sein könnte, und dem verzweifelten Versuch, Aufmerksamkeit für ihre Neurosen zu bekommen. Eine Katze streicht um meine Beine, ich bin frei wie ein Vogel. Als ich durch die engen Gassen nach Hause laufe, in Eselscheiße trete, über Honeymooner stolpere, erinnere ich mich daran, wie meine eigene Angst mich eingesperrt hat. Wie sie mich und alle um mich herum dominiert hat, im Sommer 2010. Wir waren auf Symi, auch eine griechische Insel, zum letzten Mal zu dritt in den Ferien. Nur damals wusste ich das noch nicht. Wo und wann genau habe ich das unsterbliche Haupt des Ungeheuers eigentlich enthauptet?

## Angst ist eine einsame Insel

Am nächsten Morgen werde ich selbst zum Ungeheuer, wache auf und habe kein WLAN in dem Apartment, das ich für die nächsten zwei Wochen angemietet habe. Schlechte Bedingungen zum Arbeiten, ich eile ins nächste Café am Hafen, heute ist eine Deadline, die ich einhalten muss. Die alten Männer am Nachbartisch rauchen stinkige Kippen und machen so laute Geräusche mit ihren Gebetsketten, deren Name mir nicht einfällt, außerdem wackelt der Tisch, und ein Kleinkind hämmert mit einem Löffel auf die Tischplatte. Stresslevel hoch. Ja bitte, einen Greek Coffee, einen doppelten. Es ist unwahrscheinlich heiß, so wie damals auf Symi, nur, dass ich dort gleich am ersten Tag eine Grippe bekam, röchelnd hoch oben auf der Terrasse lag und mir leidtat, während die anderen unten am Meer Spaß hatten. Als die Sommergrippe überstanden war, machte mir das Klima zu schaffen, diese Bruthitze, dieser Schwindel, diese Mückenstiche, dieses Dies, dieses Jenes, dieses ganze ewige Kreisen um meinen eigenen Bauchnabel. Ich erinnere mich nun hier an alles wieder so genau, an all das, was ich verdrängt hatte. An mich, wie ich damals war, wie sehr ich mir im Weg stand. Ich war das einzige Hindernis in meiner Welt. Die Angst, die klein begann, die schon als Kind da war, wuchs, sie wurde so groß, so beherrschend, dass sie über mich bestimmte, über meinen Körper und Geist, auch über den der anderen. Selbst diese Grippe kommt mir im Nachhinein vor wie eine Erpressung. Wenn es mir schlechtgeht, soll es dir auch schlechtgehen, wenn ich hier niederliege, sollst auch du niederliegen, wenn ich nicht schwimmen gehen kann, sollst auch du nicht schwimmen gehen. Wenn du mich nicht mehr liebst, dann mach dir wenigstens Sorgen um mich. Sorgen machen war in meinem Leben immer das Synonym für Liebe. Man ließ mich dennoch allein zurück, mich in meinem eigenen Selbstmitleid und Saft schmoren. Was unbarmherzig klingt, hat eine lange Vorgeschichte. Zum Beispiel diesen anderen Sommer noch ein paar Jahre weiter zurück, in dem meine Panik ihren vorübergehenden Höhepunkt erreicht hatte und ich nach einem Tag allein überstürzt aus dem Familienurlaub abreisen musste. Komischerweise war auch der in Griechenland, ich scheine eine enge Bindung zu diesem Land zu haben, als wolle es mir etwas beibringen. Vielleicht bin ich deshalb nun wieder hier gelandet.

Als ich die Sache mit dem WLAN und dem Text schließlich im Griff habe, bleibe ich weiter im Café sitzen und beobachte Menschen. Ich sitze nur so rum, lasse meine Finger los, strecke meine Beine aus, lasse meinen Kopf, mein Handy, lasse meine Pläne los, lasse alles los, was hinter, und alles, was vor mir liegt. Sagt man nicht, dass alles, was wir haben, das Jetzt ist? Es fühlt sich gar nicht mal so wenig an. Ich bin dort, wo ich mich befinde, nicht dort, wo ich mich befinden will oder mal befand.

Weder räumlich noch zeitlich. Nichts davon macht mir Angst. Wenn es nur immer so gewesen wäre. Am Mittag laufe ich den Hang am Dorfausgang hoch, finde an den Felsen zwischen den Pinien eine Treppe mit steilen Stufen hinunter zum Meer, ein Platz, an dem nicht viele Touristen liegen. Die meisten ziehen den Beachclub vor, dort gibt es bunte Drinks und schlechte Musik. Ich möchte heute höchstens die Stimme von Leonard Cohen hören.

*Suzanne takes you down to her place near the river*
*You can hear the boats go by*
*And you can spend the night beside her*
*And you know, that she's half crazy*
*But that's why you want to be there*
*And she feeds you tea and oranges*
*That come all the way from China . . .*

In der schönen Bucht steigt gerade ein dunkelbraungebranntes Paar aus Skandinavien mit dem Schnorchel ins Wasser, ich gucke ihnen zu, sie wirken liebevoll miteinander. Sie sind vielleicht Ende fünfzig und vermutlich schon lange zusammen, überlege ich. Die Frau scheint unabhängig von dem, was ihr Mann macht, komplett vollständig, in sich selbst ruhend. Als habe sie keine Bedürfnisse, die er stillen müsse, als sei sie zufrieden mit sich und würde sich selbst gut um ihre Bedürfnisse kümmern. Als brauche sie nicht seine Aufmerksamkeit, seinen Beifall oder seine besorgten Blicke, um sich richtig zu fühlen. Sie fragt nicht, ob sie was im Auge hat, ob der Schnorchel korrekt sitzt, sie schwimmt, kommt wieder aus dem Wasser raus, zuppelt auch nicht unsicher an ihrem Bikini rum, setzt sich einfach aufs Handtuch neben ihn, schüttelt ihr nasses Haar, lächelt ihn an und liest weiter in ihrem Buch. Ihr Auftreten ist so wahnsinnig attraktiv und hat gar nichts mit ihrer Optik zu tun, nur mit ihrer Souveränität. Er guckt sie von der Seite an, als habe er sich gerade in sie verliebt, küsst sie auf den Mund und leckt sich danach das Salz von seinen Lippen. Und ich muss hinter meiner Sonnenbrille wie ein geisteskranker Stalker aussehen. Ich war immer so kompliziert, hatte stets Angst, mich zu verbrennen. Kaum waren wir früher als Familie im Süden, lag ich weiß wie Michael Jackson unter einem Sonnenschirm. Die ökologische Sonnencreme war so dick und zähflüssig, dass wir sie nur »Der Teig« nannten. Auch das Kind wurde damit ummantelt wie ein roher Calamari im Bierteig. Ich hatte Angst vor Sonnenbrand, vor Hautkrebs, vor Sonnenallergie, vor Lippenherpes, vor einem Sonnenstich, und gleichzeitig Angst, nicht braun zu werden. Ich brauchte eine Sonnenliege, einen Sonnenschirm, einen Sonnenhut, jemanden, der mir den Rücken eincremt, jemanden, der schaut, ob der Rücken rot ist, und am liebsten noch jemanden, der mir sagt, dass der Leberfleck da hinten auf der Rückseite des rechten Oberschenkels sich nicht verändert hat. Und unbedingt jemanden, der mir am Abend sagt, dass ich schon total braun geworden bin. Es war nicht wirklich entspannt, mit mir unterwegs zu sein. Heute liege ich auf einem dünnen Läppchen direkt auf einem Felsen, die Wellen schwappen jedes Mal über, wenn ein Motorboot vorbeibrettert, setzen mein Lager unter Wasser, ach egal, ist ja heiß. Ich höre auf Kopfhörern sehr laut »Tints« von Anderson Paak und vergesse mich einzucremen. Mein Bikini ist ausgeleiert, ausgeblichen und von vorvorvorvorletzter Saison, ich fühle mich grandios darin, genieße die Wärme auf meiner Haut, und mache mir nicht bereits jetzt gedanklich einen Termin bei der Hautkrebsvorsorge. Ich genieße, was ist. Nicht das, was war, nicht das, was wird. Was wollte meine Angst eigentlich bewirken, oder anders gefragt: Hat sie mir womöglich gedient? Am nächsten Tag kaufe ich auch einen Schnorchel bei einem Opi im Dorf, bei dem sicher auch schon Henry Miller einen gekauft hat. Der Opi hat einen Laden, in dem es alles gibt, von Postkarten über Ledersandalen bis Pingpong und Schnorchel. Er sieht so alt und gebrechlich aus, dass er im nächsten Sommer wahrscheinlich nicht mehr hier sein wird. Er wird begraben werden unter der Erde, oder seine Asche aufs offene Meer wehen, er wird dort hinfliegen, wo auch Leonard Cohen, meine Oma und meine Freundin Alexandra hingeflogen sind. Wo auch ich eintreffen werde, eines Tages. Ich bezweifle, dass es der Himmel über uns ist, und fürchte mich 24 Stunden am Tag vor diesem unbekannten Ort. Um das nicht 24 Stunden am Tag zu spüren, kaufe ich nun ein Paar Ledersandalen und den Schnorchel. »Good for you«, sagt er, als ich frage, ob der Unisex sei. »Good for you.« Ich vertraue ihm, fünfzehn Euro, wird schon passen. Wie viele Schnorchel ich in meinem Leben schon hatte, in jedem Urlaub war das Schnorcheln ein Thema. Damals in Italien, auf dieser Insel, die gegenüber dem Vesuv lag. Wir fuhren mit dem Schiff und unserem Sohn hinaus aufs Meer, sprangen von Bord, hinein ins tiefe Meer. Nein, das ist bloß meine blühende Phantasie, in Wahrheit kraxelte ich ängstlich die Leiter des Bootes hinab und hatte die Bikinihose voll, vor Angst, unser damals sechsjähriger Sohn könne absaufen. Ich vergewisserte mich hundertmal, dass mein Mann gut auf ihn aufpasst, ihn nicht aus den Augen oder von der Hand lässt. Ängstliche Mütter sind das Schlimmste, was einem Kind widerfahren kann, aber es ist so schwer, nicht ängstlich zu sein, wenn das Kostbarste, was man hat, eventuell untergeht, man jeden Tag aufs Neue selbst untergeht, begraben unter dem nicht stillstehenden magischen Denken. Die Tatsache, dass er bereits schwimmen konnte, hatte keinerlei Einfluss auf meine Gedanken. Es bestand keine Gefahr, vermutlich zu keinem Zeitpunkt, aber in mir standen alle Zeichen auf Alarm. Einer der Bootstypen sprang tatsächlich von der Railing, mit einem Messer an der Badehose befestigt wie bei einem Bond-Girl. Er tauchte kurz darauf wieder auf mit einem frischen Seeigel. Ich habe dieses Bild noch genau vor Augen, die Freude in den von der Sonne glühenden Gesichtern, auch in denen meiner kleinen Familie, die wider Erwarten den Schnorchelausflug unbeschadet überlebt hatte. Am Abend wurde es kühl auf dem Boot, es gab Risotto und Fisch, und ich konnte es nicht genießen, weil ich jeden Bissen so lange zerkaute, bis er Brei war, und immer wieder darauf hinwies, dass man gut aufpassen müsse wegen der Fischgräten. Mir wurde als Kind beigebracht, Fisch nie mit einem anderen Nahrungsmittel zusammen zu essen. Immer hintereinander, denn, wenn man den Kartoffelbrei mit dem Fischstäbchen zusammen im Mund habe, spüre man die Gräten nicht. Später schlief unser Sohn eingewickelt in ein Strandtuch auf unserem Schoß, der Vesuv glühte wie ein Lagerfeuer, und ich ließ endlich meine festgekrallten Zehen in den Flip-Flops los.

## Wo ist der Notausgang?

Am zweiten Tag auf Hydra steige ich mit meinem neuen Schnorchel ins Meer, schwimme vorsichtig über die Korallen, nah am Ufer entlang. Als ich nur wenige Meter rausgeschwommen bin, entdecke ich unter mir Schwärme von Sardellen, sie glitzern in der Sonne. Ich treibe auf dem Wasser, höre meinen Atem, ein und aus, gleichmäßig, er beruhigt mich, ich entdecke orange-grüne Fische, solche, die Schuppen haben wie Echsen, gelb-schwarze, und dann: den Abgrund. Das Meer hier fällt steil bergab, und das nicht etwa weit draußen, schon unweit vom Ufer wird es richtig tief. So tief, dass ich einen Schreck bekomme und panisch wende. Was war das gerade? Es war schwarz und bodenlos und zog mich hinab ins Unbekannte. Am nächsten Tag gehe ich trotzdem wieder rein, schwimme vorsichtig über die Korallenbänke, immer weit genug entfernt vom Abgrund, in sicherer Entfernung. Am dritten Tag werde ich waghalsiger. Einen halben Meter weiter, noch ein Stück, siehst du, es passiert gar nichts, da ist kein Sog, wie du dir das vorstellst, es ist nur in deinem Kopf, siehst du da unten den großen silbernen Fisch, und daneben den Seeigel, siehst du das? Ich lächle unter Wasser, unter meinem Mundstück, und verschlucke mich am Salzwasser, glücklich, so glücklich, hier zu sein, unter der Oberfläche mit mir allein. Nichts, denke ich da unten, nichts kann dir jemals wieder Angst machen, wenn du das einmal gesehen hast, wie friedlich die Welt hier unten ist. Vielleicht sind die Seelen der Toten gar nicht im Himmel, vielleicht sind sie hier. Als ich wieder den Kopf über der Wasseroberfläche habe, fühle ich mich so, als hätte ich ein Geheimnis. Die anderen Urlauber sonnen sich da oben und ahnen nicht, was dort unten los ist. Wenn sie es wüssten, müssten sie auch nie wieder etwas befürchten. Vielleicht ist die Natur die beste Therapie, überlege ich, immer wieder zu sehen, zu spüren, dass es etwas gibt, das größer und tiefer ist als alles, was wir glauben zu wissen. Eine natürliche Ordnung, die sich unserer Kontrolle entzieht. Etwas, das noch existieren wird, wenn wir schon lange über alle Berge sein werden.

Am vierten Tag freue ich mich schon beim Aufwachen aufs Abtauchen, dabei ist es kein Tauchen, es ist das Harmloseste, was man tun kann im Meer, es ist für kleine Kinder, einfach den Kopf ins Wasser stecken und gucken. Diesmal schwimme ich bis zum Abgrund, dorthin, wo es unter mir unergründlich aussieht, ich den Meeresgrund nicht mehr sehen kann, nur ganz kurz, dann kehre ich um. Und ich werde belohnt für meinen Mut, Schwärme von Fischen unter mir, die ich drei Tage zuvor noch nicht gesehen hatte, das Schwarz wirkt weniger bedrohlich, je länger ich es aushalte. Dann kommt der Punkt, an dem es reicht, schnell den Kopf rausstrecken, vergewissern, dass ich noch so nah an den Felsen bin, dass ich mein Handtuch sehen kann, so nah, dass ich jederzeit wieder festen Boden unter den Füßen habe, so nah, dass ich raus kann, wann immer ich raus möchte aus dieser Situation. Ich kann das nur, wenn der Notausgang im Meer in sichtbarer Nähe ist, und tue so, als würde ich Apnoetauchen. Dabei bin ich nur alberne zehn Meter vom Steg entfernt. Ich brauche vier Tage, bis ich es bis zum Rand des Riffs schaffe. Ich bezweifle, dass andere Menschen dafür das Wort Mut in den Mund nehmen würden.

Für alles in meinem Leben habe ich eine Exit-Strategie. Meine

Schwester gab mir vor vielen Jahren den Spitznamen Woody, er stammt von Woody Allen, weil ich wie der Stadtneurotiker lange Zeit auch etwas kompliziert mit den alltäglichen Gegebenheiten umgegangen bin. Es wird besser, aber ich sitze immer noch lieber am Gang, sei es im Flugzeug oder im Kino. Ist mir völlig unverständlich, sich freiwillig zwischen Menschen zu platzieren, die sich mit Käse überbackene Nachos reinpfeifen. Diese Kaugeräusche, der penetrante Gestank, diese Ausweglosigkeit. Also sitze ich stets am äußersten Rand der Reihe, allerdings nur an dem Rand, der direkt zur Tür liegt, nicht jener, der an der Wand endet, denn dann würden ja zwischen mir und dem Ausgang mindestens zwanzig Leute sitzen, die mir den Weg versperren würden. Nein, nicht, wenn ich aufs Klo müsste, sondern wenn es einen Notfall gäbe, ein Feuer, eine Bombendrohung, oder eine Panikattacke. Meine eigene, meine ich. In Flugzeugreihen sind es weitaus weniger Personen, über die ich klettern müsste, meistens ja höchstens zwei Sitznachbarn, wenn man am Fenster sitzt. Aber das Gefühl, nicht freie Bahn zu haben, wenn ich freie Bahn brauche, raubt mir den Atem. In jeder Lage, in jedem Augenblick, in jeder Beziehung.

## Wenn es so weit ist, kannst du dich immer noch fürchten

Man hat nicht immer vier Tage, um sich was zu trauen. Manchmal nicht mal vier Minuten. So wie vorletztes Jahr in Australien, ich war auf einer Pressereise, einer der Programmpunkte lautete »Schwimmen mit den Buckelwalen«. Große

Aufregung im Vorfeld, eine Kollegin, hieß es, habe kurzfristig abgesagt, weil sie sich das doch nicht zutraute. Ich sagte selbstverständlich zu. Große Klappe erst, klar mache ich das, dann verstanden, dass Buckelwale die Maße eines Omnibusses haben und dich mit einem Flossenschlag umhauen können, aber das sei sehr unwahrscheinlich, las ich bei meinen gründlichen Recherchen. Je näher der Tag rückte, an dem wir aufs Meer fuhren, über uns Helikopter, die die Wale sichten sollten, umso nervöser wurde ich. Am Tag selbst war mir schlecht vor Aufregung, es gab Butterkekse und schwarzen Tee an Bord, die Neoprenanzüge wurden verteilt, meiner war zu weit, der zweite zu stramm, mein ganzer Körper sagte Nein, bevor es überhaupt losging. Meine Kolleginnen wirkten so aufgekratzt, als würden wir gleich in eine Outlet-Mall gehen, dabei ging es immer weiter aufs offene Meer. Der Himmel war dunkel, das Wasser war dunkel, ich war bleich. Bevor es losging, gab es eine Einweisung von einem jungen Typ, der offenbar ganzjährig allein auf dem Boot lebte, später scherzten seine weiblichen Kolleginnen, er habe Schwimmhäute zwischen den Fingern. Wir mussten ein Trockentraining absolvieren, in der Nähe des Bootes schnorcheln mit Flossen, um zu beweisen, dass wir die Basics draufhaben. Man bot mir eine Schwimmnudel an, weil ich offenbar so unsicher wirkte, als könne ich nicht mal schwimmen. Ich sagte: »Ich kann schwimmen, es ist nur so, dass ich Angst habe, auf dem offenen Meer zu schwimmen.« Was ich nicht erwähnte, war, dass ich mit sechs Jahren in den Sommerferien sechs Wochen lang täglich einen Schwimmkurs im Freibad absolviert hatte. Nach den sechs Wochen hatte ich meiner Mutter erklärt, es habe bloß deshalb so lange gedauert, bis ich schwimmen konnte, weil mich der böse Bademeister immer so ruppig von hinten an meinem Badeanzug hochgezogen habe, damit ich oben bleibe. Wenn jemand von außen eingreift in meine Welt, in meine Wahrnehmung, jemand sagt, wie ich es machen soll, wenn man mir nicht die Zeit und Zuversicht gibt, in einer mir angemessenen Geschwindigkeit meine eigenen Erfahrungen zu machen, werde ich unsicher. Braucht nicht jeder Vertrauen, um sich was zu trauen? Nicht nur Vertrauen in sich selbst, sondern auch von außen? Die Info, dass ich später nur das Seepferdchen ergattert hatte, weil auch die Schwimmlehrerin in der Grundschule ein alter Drache war, der Spucke in den Mundwinkeln hatte, einen Damenbart und eine moosgrüne Badeshorts aus Wolle trug, ließ ich auf dem australischen Dampfer unter den Tisch fallen. Auch scheiterte meine Schwimmkariere an meiner mangelnden Kooperation, als der Drache in rüdem Tonfall befahl, vom Dreimeterbrett zu springen. Ich stand dort oben, und drehte wieder um. Danach betrat ich nie wieder ein Dreimeterbrett. Hat man was verpasst, wenn man niemals von einem Dreimeterbrett gesprungen ist?

Die australische Meerjungfrau, die für unsere Truppe zuständig war, sah mich an, als hätte ich gesagt, ich könne nicht laufen, als ich die Sache mit dem offenen Meer zugab. Wir mussten im Vorfeld einen Fragebogen ausfüllen, ob und wie gut wir schwimmen könnten, ob es Probleme gebe mit »open waters«. Ich meine, was heißt das denn überhaupt »auf dem offenen Meer«, gibt es auch ein geschlossenes, fragte ich mich, während ich bereits mit den Wellen und meiner Furcht kämpfte, obwohl ich noch an einer Strippe befestigt probeweise ums Boot trieb. Ich hasse Flossen, wie soll ich in Flossen denn Froschbewegungen machen? Man erkläre mir wieder mal, dass man mit Flossen aber doch viel schneller vorankäme, man statt Froschbewegungen eben Fischbewegungen machen soll, aber ich mag das Gefühl nicht, in diesen Plastikfüßen gefangen zu sein, als seien meine eigenen gefesselt. Später, wenn es dann losgehen würde, sagte der Typ mit den Schwimmhäuten, müsse es schnell gehen. Er würde uns ein Zeichen geben, sobald er das Signal über Funk von den Kollegen im Helikopter bekäme, dann würde er Go, Go, Go rufen, und dann müssten wir echt auf Zack sein. Wenige Sekunden, höchstens. Er verzog keine Miene, als er das mehrmals wiederholte, keine Zeit für Witze. Mich stresste allein die ganze Atmosphäre. Außer uns, meine vier Kolleginnen und ich, waren noch drei Paare mit an Bord. Das eine Pärchen machte bereits übertrieben gut gelaunte Selfies, als sie noch in ihren brottrockenen Neoprenanzügen steckten, für jeden Schnappschuss Daumen hoch und Dauergrinsen. Daumen hoch für was, dass sie 500 Dollar pro Person geblecht hatten, um an Bord sein zu dürfen? Es war doch noch gar nichts passiert, sie hatten noch nicht mal einen Fuß benetzt. Das andere Paar wirkte ähnlich verstört wie ich, das dritte schaute professionell schweigend in die Ferne. Meine Schweizer Kollegin setzte sich neben mich und fragte, was los sei. »Ich kann das nicht, ich hab' echt zu viel Angst.« Sie: »Vor was denn?«»Na, vor all den Dingen, die schiefgehen können. Was, wenn ich nicht schnell genug bin oder da draußen Panik bekomme?« Sie sah mich verständnislos an und meinte: »Wenn es so weit ist, kannst du dich immer noch fürchten. Aber doch nicht vorher.« Ich fand den Ansatz klug, so positiv, so weise, er klang so gut, aber er erreichte nicht meinen Kern. Im Kopf verstand ich ihn, im Rest des Körpers nicht. Und dann sagte sie noch: »Du machst doch Yoga!« Den Satz hatte ich schon mal gehört. Als sei Yoga ein Garant, um mit jeder Situation klarzukommen, als sei ich ein schlechter Yogi, weil ich trotz tiefer Bauchatmung nicht mit jeder Situation umgehen kann. Und es war ja auch was dran. Trotz all meines Yogawissens, der jahrelangen Praxis, meiner Erfahrung, der Atemübungen, der Millionen herabschauender Hunde, der Kopfstände, der stundenlangen Meditationen, die ich gemacht, die Ashrams, die ich besucht hatte, blieb ich im Kern ich: ein Hasenfuß. Was sie allerdings nicht wusste, war, wie mutig dieser Hasenfuß in anderen Bereichen des Lebens schon gewesen war. Bereiche, die sich nicht mal annähernd messen lassen mit einem Sprung ins kalte Wasser.

Ich ließ ihren Vorschlag, mich erst zu fürchten, wenn es so weit ist, kurz sacken. Wenn es so weit ist, wenn die Situation lebensbedrohlich ist, sagen wir, wenn ich während der Buckelwalverfolgung Panik bekäme, ich infolgedessen nicht mehr schwimmen könnte, wäre es doch bereits zu spät. Also muss ich gefährliche Situationen erkennen, sie umschiffen, gar nicht erst riskieren. Meine andere Kollegin raunte mir zu, sie habe auch Angst. Ich war erleichtert, nicht der einzige Schisser zu sein, und kämpfte mit mir: Soll ich sie davon überzeugen, dass sie zu Recht Angst hat und wir beide besser zurückbleiben auf dem Boot, ihr klarmachen, dass wir die beiden Einzigen sind, die noch richtig ticken? Sollen sich doch die anderen vom Wal erschlagen lassen, wir zwei wissen es besser. Hatte ich nicht gelesen, dass einmal sogar so ein riesiges Säugetier versehentlich und ohne böse Absicht bei einem seiner Sprünge in ein Beiboot gehüpft sei, in dem ausgerechnet ein kleiner Junge mit seiner Mama saß, um dem Schauspiel aus, nun ja, sicherer Entfernung beizuwohnen? Beide kamen dabei ums Leben. Und war das Unglück nicht auch in Australien geschehen? Oder soll ich ihr Mut machen, ihr sagen, ach was, du brauchst doch keine Angst zu haben. Ihr verraten, dass ich ein Sonderfall an Besorgtheit bin, soll ich ihr nicht lieber Go, Go, Go, Girl zurufen? Ich tat Letzteres, der Typ gab das Zeichen, alle sprangen hastig ins Wasser, als ginge es um Leben und Tod, auch meine junge Kollegin, die kurz zuvor drauf und dran war, abzuspringen. Ich war stolz auf sie, als sei sie meine Tochter, und blieb allein zurück an Deck. Sah die Truppe davonschwimmen, so hektisch, als seien sie in Not, der Guide vorneweg, winzig und verloren wirkten sie auf dem offenen Meer, in diesem bewegten Ozean, von dort oben, von meinem sicheren Ort neben dem Skipper. Sicherer Ort? Was, wenn der Wal bei einem seiner Luftsprünge in unser Boot plumpst? Ich war nicht ganz allein mit meiner Angst, eine Japanerin war auch zurückgeblieben, wir knipsten gequält gegenseitig witzige Fotos von uns. Ich sehe auf allen aus wie ein enttäuschter Einzelgänger, wie jemand, der beim Völkerball in keine Mannschaft gewählt wurde. Oder so wie damals in den Ferienspielen, als alle Kinder auf den Betreuer Michael sprangen, auf seinen Rücken kletterten, und ich es einfach nicht schaffte, auch so ein Kind zu sein, das keine Berührungsängste hat, das nicht in sich gefangen ist. Er hieß wirklich Michael, und es gibt einen Grund, warum ich mich heute, mehr als vierzig Jahre später, immer noch daran erinnere: Das Gefühl, nicht so sorglos zu sein wie die anderen, ist untrennbar mit diesem Namen verbunden.

Vom Deck des Schiffes sah ich, dass der ältere Mann, der vorher noch professionell schweigend in die Ferne geblickt hatte, nun Probleme hatte. Er winkte den Guide herbei, eines der kleinen Schlauchboote musste zu ihm fahren, ihn schnell rausholen, er habe einen Krampf im Bein, hieß es später. Ich dachte:

Genau das meinte ich damit, was alles schiefgehen kann! Einen Krampf auf dem offenen Meer, na Halleluja! Außerdem glaubte ich ihm nicht, ich glaubte nicht, dass es ein Krampf war, sondern Angst. Wie ich darauf kam? Weil ich so was rieche wie ein Tier, weil ich Antennen habe für Angst. Aber Krampf klang besser, tippe ich. Zumal seine Partnerin so abenteuerlustig und furchtlos wirkte wie eine, die mit Löwen kämpft, die Schlangen mit den bloßen Händen abmurkst, die im Kanu die Niagara Falls runterjuckelt, die keinen Mann an ihrer Seite erträgt, der sich beim Anblick eines Buckelwals in die Hosen macht. Wenn du selbst Tarzan bist, wird jeder zur Jane neben dir. Das Rollenspiel funktioniert auch andersherum.

Wir schipperten eine Weile so rum, ich redete mir ein, die richtige Entscheidung getroffen zu haben, ich hatte auf mich, auf meine innere Stimme gehört, das ist doch gut. Nachdem die Wale ein paarmal hochgesprungen, fotografiert und man mit ihnen geschwommen war, wurde ich seekrank. Der Captain meinte, ich solle meinen Blick auf den Horizont richten, man müsse den Gleichgewichtssinn austricksen. Er erklärte mir ausführlich, wie Seekrankheit genau entsteht, der Körper würde denken, er sei vergiftet, weil blablabla, ich schaltete ab, weil das Wort »poisoned« so schrecklich klang, dass ich mich setzen musste. Später bekamen an Bord alle Sekt in Plastikbechern serviert, sie stießen an auf ihr einmaliges Erlebnis. Das verknallte Pärchen machte noch mehr Selfies, und als die Meerjungfrau mit ihrer Spezialkamera, durch die alles aussah wie durch ein Bullauge, anrückte, sollten wir mit den Händen am Kopf so eine Haiflosse simulieren oder wahlweise die Wangen aufblasen, als seien wir ein Fisch. Ich saß mit angewinkelten Knien und einer Dose Pepsi zwischen ihnen und machte gar keine Pose. Später, als ich am Abend heulend auf meinem Hotelbett lag, fragte ich mich, wessen Stimme es eigentlich wirklich gewesen war, auf die ich gehört hatte. Und erinnerte mich an ein Telefonat mit meiner Mutter. Als ich ihr von der tollen bevorstehenden Reise und dem Abenteuer mit den Walfischen erzählt hatte, hatte sie staunend gefragt: »Traust du dich das?« Und ich hatte angeberisch geantwortet: »Na klar!« Auch an das Leberwurstbrot musste ich denken, dass ich mit fünf Jahren auf dem Kindergartenfest, an dem ich als Cowboy verkleidet war, an so einem Stand holen sollte, weil meine Schwester sich angeblich nicht getraut hatte.

Wenn es stimmt, dass alles, was man möchte, auf der anderen Seite der Angst liegt, wie erreicht man dann die andere Seite des Ufers, welche Unterwelt muss man durchschreiten? Meine Tränen gaben mir Rätsel auf. Wenn du doch getan hast, was sich tief in dir drin richtig anfühlte, gibt es dann überhaupt einen Grund zu heulen wie ein Seehund? Warum stehst du nicht zu der, die du bist? Meine Kolleginnen waren beim Abendessen so euphorisiert, als hätten sie Drogen genommen, vollgepumpt mit Adrenalin saßen sie beim Dinner. Sie sahen gelöst aus, wie nach gutem Sex oder nach einem Bungee-Sprung. Alle quasselten so fröhlich durcheinander, wie es für sie war, das Gefühl, dieses überwältigende Once-in-a-Lifetime-Erlebnis, der Moment, als dieser gigantische Walkörper unter ihnen schwamm, dieses Eins-mit-der-Natur-Sein. Diese Chance hatte ich also bewusst verstreichen lassen. Und obwohl es eine bewusste Entscheidung war, an der vermutlich mein Unterbewusstsein erheblich beteiligt gewesen war, bedauerte ich es nun. Die anderen trösteten mich rührend, sagten, ach was, das sei doch nicht so schlimm, es hätte sich eben für mich nicht stimmig angefühlt, es zu tun, das sei doch nicht tragisch. Eine andere munterte mich auf und sagte, ich habe es doch immerhin probieren wollen, sei doch immerhin mit auf die Tour gekommen, ich hätte ja auch von vornerein alles abblasen können. Die dritte warf ein, ich hätte die Wale doch auch von Deck aus gesehen. Die vierte setzte noch einen drauf: »Vermutlich hast du von da oben eh die viel bessere Sicht gehabt als wir im Wasser!« Und dann sprachen sie weiter, wie aufregend es war, dass eine ihre Flosse verloren hatte, und wacker mit einer weitergeschwommen ist. Keiner konnte was dafür, dass ich mich schlechter fühlte als sie, keiner, nicht der Wal, nicht das Wetter, nicht die Meerjungfrau, keiner außer ich. Und ich war enttäuscht von mir. Enttäuschung setzt ja voraus, dass man zuvor etwas anderes annahm, dass ich mich in diesem Fall mutiger eingeschätzt hätte. Eigentlich ist Enttäuschung doch eine gute Sache: das Ende der Täuschung. Wer enttäuscht, täuscht nicht mehr vor, jemand zu sein, der er nicht ist. Täuscht sich selbst nicht mehr. Und glaubt auch nicht mehr, den Cowboy spielen zu müssen.

## Knick in der Optik

Ich könnte endlos fortfahren, mich zu erinnern, und Geschichten über die Angst rauskramen, sie ziehen sich durch mein Leben wie ein roter Faden. Und auch, wenn es jetzt an dieser Stelle vielleicht noch düster klingen mag: Sie ist gut. Angst ist eine vitale Kraft, sie dient einem, sie schützt vor Übermut, warnt vor wirklichen Gefahren wie dem Biss einer Schlange oder rät einem, die Bronx bei Nacht besser zu meiden. Diese Art der Angst ist nicht das Problem. Solange sie nicht übermächtig wird, der Punkt nicht übertreten wird, an dem aus Schutzmechanismus ein Schadensmechanismus wird, ist alles okay. Wenn aus dieser Angst jedoch eine Angststörung wird, die Gefahren vorgaukelt, die gar nicht da sind, die jede banale Situation auf mögliche Fallen überprüft, die das alltägliche Leben komplizieren oder es verhindern, steckt man in der Klemme.

So wie ich, als ich an jenem heißen Tag im Juli 2004 auf einer Sonnenliege an einem Strand auf Kreta lag und beim Aufstehen glaubte, nicht mehr sicher laufen zu können, einen Tag später wieder nach Deutschland flog, meinen irritierten Mann und kleinen Sohn zurückließ, um mich in Hamburg einem EEG zu unterziehen, weil ich sicher war, einen Gehirntumor zu haben.

Was die Symptome waren? Angst. Einfach nur allumfassende, uferlose, tiefe Angst. Diese äußerte sich in so vielen schnell aufeinander folgenden und wechselnden Symptomen: Schwitzen, Frieren, Herzrasen, Atemnot, Beklemmungsgefühl, dem Gefühl, nicht richtig tief einatmen zu können, vor allem aber fühlte sich die Außenwelt unwirklich und fremd an. Dieses Phänomen bezeichnen Experten als Derealisation. Menschen, die darunter leiden, betrachten ihr Leben von außen, wie einen Film. Der eigene Körper, ihre Gefühle, aber auch andere Menschen und Objekte wirken auf sie fremd. Die Betroffenen plagt der Eindruck, dass ihre Umwelt nicht real ist. Aber im Gegensatz zu einer Psychose ist den Patienten durchaus bewusst, dass die eigene Wahrnehmung sie täuscht. Ich betrachtete mich und meine Umwelt nicht grundsätzlich wie einen Film, sah mich nicht von außen, aber in Momenten einer Panikattacke erschien mir alles surreal. Danach verschwand das Phänomen wieder genauso schnell, wie es angeflogen kam. All das Wissen der Experten hatte ich damals nicht, und es hätte mich vermutlich zu diesem Zeitpunkt auch eher beunruhigt.

Ein gutes Beispiel, dieses Entrücken, diese Entfremdung zu beschreiben, ist die seltsame Geschichte, die ich bis heute schwer erklären kann und die mit einem Haargummi zu tun hat. Ich lag also in jenem Urlaub unter einem Sonnenschirm, mein Sohn buddelte im Sand, mein Mann lag neben mir, kein Grund zur Sorge. Wir waren am Tag zuvor angekommen, ich hatte mich lange auf diesen Urlaub gefreut. Wir drei würden zusammen aufwachen und zusammen einschlafen, jede Mahlzeit gemeinsam einnehmen, jedes Eis zusammen essen. Ich würde mich anlehnen können, und die Verantwortung, als Mutter für jemanden außerhalb meines eigenen Körpers zu sorgen, loslassen. Die Anspannung war, nie die Gewissheit zu haben, dass alles gutgehen, dass ich alles richtig entscheiden, alles richtigmachen würde. Mitte zwanzig war ich mal zu Besuch bei meiner Tante in Seattle, sie sprach über die Dinge, die sich ändern, wenn man Mutter wird, dass sie sich heute mit dem Baby viel mehr Sorgen über alles mache als früher, auch über sich selbst. Ich sah sie mit einer Marlboro Menthol im Mundwinkel mitleidig an, hielt mich für stark, überlegen, für unbesiegbar, war in einem arroganten Alter, in dem mir jeder jenseits der vierzig suspekt und bemitleidenswert vorkam. In einem Alter, in dem ich mir eine coole Attitude zugelegt hatte, die es mir ermöglichte, meine Ängste die meiste Zeit unter Verschluss zu halten. Selbst vor mir selbst. Ich antwortete also salopp mit einem Satz, den ich ohne besonderen Grund chic fand: »Ach weißt du, um mich selbst habe ich so viel Angst wie um einen Teebeutel.« Nicht nur, dass er keinen Sinn machte, er war auch gelogen. Angst ist bei uns eine Familienkrankheit, wohl erblich bedingt. Ein Jahr später war ich schwanger, und der Teebeutel Geschichte.

An diesem ersten Urlaubstag am Strand auf Kreta stand eine Frau mit dem Rücken zu mir vor meiner Liege, sie blickte aufs Meer und machte sich mit einem Haargummi in der Hand einen Pferdeschwanz. Ich beobachtete sie, so wie ich alle anderen auch beobachtete, es war eine Szene von vielen, eine Szene wie in einem dieser überdimensionalen Wimmelbücher, die nur aus einer Doppelseite Bild bestehen, ohne Text, auf die kleine Kinder stundenlang glotzen, immer mal wieder mit ihren Fingerchen auf etwas zeigen und begeisterte Geräusche von sich geben, weil sie plötzlich in all dem Gewimmel einen Welpen erblicken. Als ich der Frau dabei zusah, wie sie den Zopf zwischen ihren Fingern zweimal drehte, verrutschte plötzlich das Bild vor meinen Augen. So, als ob jemand während eines Diavortrags ein Dia ruckartig aus dem Projektor zieht. Was daran so erschreckend war, war diese Plötzlichkeit. Eine Sekunde zuvor fühlte ich mich noch ganz normal, so wie immer, auch das Drumherum, die Urlauber am Strand, meine Familie, das Licht, die Wärme, die spielenden Kinder, das Meeresrauschen, mein Gefühl für meinen Körper, alles war kurz zuvor genauso wie immer. Ich richtete mich sehr abrupt auf, bewegte mich hastig, so als wolle ich mich und das Bild schütteln, zurechtruckeln, die Sache wieder geraderücken. Und tatsächlich war es auch gleich wieder vorbei, der Ton sprang wieder an, der für den Zeitraum meiner Panik ausgesetzt hatte, alles war wieder so wie immer, die Kinderstimmen waren wieder laut, die Wellen schlugen gegen das Ufer, die Frau mit dem Pferdeschwanz lief Richtung Wasser. Auch meine Familie war noch da. Ich drehte meinen Kopf ein paarmal hin und her, um zu überprüfen, ob ich es mir nur eingebildet hatte, oder ob es noch mal passiert mit einem weiteren Bild. Vielleicht nur die Hitze, vielleicht war mir nur kurz schwindelig, aber ein Gedanke ließ mich nicht mehr los: Es war das erste Mal, dass Hitze so etwas ausgelöst hatte. Mein Sohn rief:»Mama, komm' doch auch ins Wasser.« Ich schüttelte mit dem Kopf. Den Schreck behielt ich für mich.

Den Rest des Tages versuchte ich innerlich zu ergründen, was es bedeutet, wenn sich Bilder vor den Augen verschieben, aber kam nicht dahinter. Es muss was in meinem Kopf sein, was sich meiner Kontrolle entzieht, vielleicht drückt ein Tumor auf mein Auge? Auch diese schreckliche Vermutung teilte ich erst mal nicht mit meinem Mann. Alles lief so weiter, alles lief nebenher, ich nahm an nichts mehr wirklich teil, hielt mich nur noch in meinem Hirn auf, alles Drumherum war dumpf und merkwürdig blass. Am Abend war es immer noch kochend heiß, wir gingen in eine Taverne zum Abendessen, es waren nur ein paar Schritte durch das kleine Dorf, also nichts Aufregendes, kein Großstadtgewusel oder so, und dennoch überkam mich Unsicherheit, die Beine wurden bleischwer, jeder Schritt eine Zumutung. Ich hätte mich am liebsten an den Häuserwänden festgehalten, entlanggehangelt, noch lieber wäre ich auf allen vieren zum Ziel gekrabbelt. Wer weiß, möglicherweise hätte mir das die fehlende Erdung zurückgebracht. Wenn man so eine Attacke hat, fühlt sich das Laufen zäh an, als ob man im Traum fliehen, wegrennen will, und doch keinen Meter vorwärtskommt. In der Fachsprache nennt sich diese Begleiterscheinung Gangunsicherheit. Ein Grund, warum ich so gerne Rad fahre: Man kann sich, selbst wenn man nicht fährt, immer am Lenker festhalten wie an einer Gehhilfe. Und auch, wenn so eine Panikattacke nur kurze Zeit anhält, wie jene am Strand am Mittag, hallt sie lange nach. Die Auswirkungen können über Tage anhalten, sie erschöpften, als sei man einen Marathon gelaufen. Oder Amok. Weil Angst so Angst macht, sie nicht dazu beiträgt, sich sicherer zu fühlen, man sich danach noch genauer unter die Lupe nimmt, selbst ein Schluckauf als Symptom für eine unheilbare Krankheit oder Vorbote eines Herzinfarkts interpretiert werden kann. Später fiel mir ein, was im Vorfeld dieser Reise schon seltsam gewesen war, wie zum Beispiel die Ankunft in Heraklion. Als wir am Abend gelandet waren, aus dem Flughafengebäude kamen und die Straße Richtung Autovermietung überquerten, wurde es bereits dunkel, die Lichter der Autos, der Busse, die rauchenden Touristen, das Gewusel, das Flackern von Leuchtreklamen, dieser Lärm, diese drückende Luft, der Geruch von Kebab, die Stimmen, die sich vermischten, das alles empfand ich als Bedrohung. Es war mir zu viel. Der Asphalt unter mir fühlte sich merkwürdig wellig an. Nach dem Abend in der Taverne in dem kleinen Dorf, in dem ich weder den Raki noch die Wassermelone zum Dessert haben wollte, wir schnell die Rechnung bestellten, weil ich sagte, es ginge mir irgendwie nicht so gut, schlief ich kaum. Die Formulierung »Es geht mir irgendwie nicht so gut« habe ich öfter davor und danach benutzt, weil sie schwammig genug ist, um keine Fragen gestellt zu bekommen, die man sich selbst ja nicht mal beantworten kann.

## Die Symptom-Checkliste abhaken

Man kann bei einer Panikattacke selten Symptome aufzählen, die für Außenstehende nachvollziehbar sind, weder übergibt man sich noch hat man bellenden Husten oder zieht ein Bein nach. Und dennoch ist man keine eingebildete Kranke. Eine Panikattacke wird von der WHO im weltweit anerkannten Klassifikationssystem ICD10 definiert als einzelne Episode von intensiver Angst oder Unbehagen, die abrupt beginnt, innerhalb weniger Minuten ein Maximum erreicht, mindestens einige Minuten dauert und von mindestens vier Angstsymptomen, aus einer Liste von vierzehn, begleitet wird. Wenigstens ein Symptom davon muss vegetativer Art sein. So weit die medizinischen Fakten, aber, wenn man erst einmal Angst hat, dann sitzt man nicht mit einer Symptom-Checkliste da und zählt die Minuten. Auch wird nichts abgehakt, weder von den Betroffenen selbst noch von Angehörigen. Meist weiß man nichts von dieser Liste, weiß nichts von den vierzehn Symptomen, kann nicht mal sagen, was vegetativ eigentlich so richtig bedeutet, und denkt im Zweifel, bei ICD10 handle es sich um einen Droid aus Star Wars. Und manchmal kann man vor Panik nicht mal bis drei zählen. Die Wahrheit ist weitaus diffuser als eine Liste. Und mal ehrlich: Man checkt es anfangs nicht, checkt nicht, was mit einem los ist. Panikstörungen beginnen nicht von einem auf den anderen Tag, auch wenn es so aussieht. Sie entstehen irgendwo in der Tiefe, sie sind keine oberflächliche Erkrankung, sie tauchen auf, tauchen ab, man hat nicht gleich beim ersten Mal einen Namen für den Schreck. Viele Menschen sind sich nicht mal bewusst, dass das, was sie haben, Angst ist. Sie haben »nur« Symptome, die sie nicht einordnen können. Begleiterscheinungen der Angst sind Schwindel, Nackenverspannungen, Schwitzen, Unruhe im Bauch, Herzrasen, Herzstolpern, krampfende Hände, das Bild verschwimmt vor den Augen oder flimmert. Sie fürchten, einen Schlaganfall, einen Herzinfarkt, einen Kreislaufkollaps zu bekommen, das Bewusstsein zu verlieren, oder auch weniger fachmännisch ausgedrückt: einfach umzukippen.

Diese Einfach-umfallen-Angst könnte man als meine zentrale Angst ausmachen. Nicht, dass ich Sorge gehabt hätte, allein in meinen eigenen vier Wänden tot umzufallen, und keine Hilfe zu bekommen, das habe ich so gut wie nie gehabt. Nicht wie Miranda in der einen Folge von Sex And The City, in der ihr durch den Kauf einer Eigentumswohnung, die sie einzig mit ihrer Katze bewohnen wird, plötzlich erschreckend klar wird, dass sie Single ist, dass vielleicht in dieser Stadt noch nicht mal jemand bemerken würde, wenn sie in ihrer tollen neuen Eigentumswohnung sterben würde. Man würde sie nach Wochen finden, ihre Katze würde sie bereits angeknabbert haben vor Hunger. Und da bekommt sie ob dieser Vergegenwärtigung ihrer misslichen Lage mitten in Manhattan zwischen Hochhäusern und hupenden Autos die erste Panikattacke ihres Lebens. Alles dreht sich, sie reißt die Augen weit auf, guckt in den Himmel, die Wolkenkratzer scheinen auf sie zu fallen, sie sucht Halt, atmet schwer, und ruft später ihre beste Freundin Carrie aufgelöst an, um diesen Vorfall plus der Katzen-Splattermovie-Phantasie zu teilen. Carrie versichert Miranda, Sweetie, aber nein, du hast doch Freunde, du bist nicht allein. Daraufhin hört man ihre Stimme aus dem Off sagen: »Und Miranda killte ihre

Panikattacken auf der Stelle.« So einfach geht das im Film. Im echten Leben kann deine beste Freundin auf dich einreden wie sie will, davon lässt sich eine Angststörung nicht im Geringsten beeindrucken, geschweige denn töten. Du selbst kannst auf dich einreden wie auf einen lahmen Esel, hilft alles nichts auf dem Höhepunkt der Not. Meine Befürchtung war nie, dass ich in meiner Bude umfalle, mich niemand findet, mich Haustiere als Snack missbrauchen. Ich habe nicht mal welche. Meine Befürchtung war immer sehr präzise: Ich kippe bei der nächsten Panikattacke da draußen einfach um. Plumps, umgekippt ist sie, auf offener Straße, in der Schlange an der Supermarktkasse, am Flughafen beim Check-in, im Park oder mitten auf dem offenen Meer. Es hat viel mit dem offen zu tun, in geschlossen Räumen, in denen ich mich allein aufhalte, hatte ich selten eine solche Attacke. Und ja, offen ist beinahe alles, was nicht zu Hause ist. Wenn das Zuhause jedoch ins Wanken gerät, durch eine Trennung, den Verlust eines Nahestehenden, durch einen vorübergehenden Ortswechsel, einen Umzug oder auch bloß durch eine Reise, hat das für Menschen mit Panikstörung gravierendere Folgen als für Menschen ohne. Obwohl sich schwer sagen lässt, ob der Verlust des Zuhauses die Panikstörung überhaupt erst ausgelöst hat oder ob die Panikstörung auslöst, dass man so schlecht mit der veränderten Lebenssituation umgehen kann. Merkmale einer Panikstörung sind wiederkehrende, nicht vorhersehbare Panikattacken. Die Panikstörung wird von Medizinern auch als episodisch-paroxysmale Angst bezeichnet. Der Begriff paroxysmal stammt aus dem, wie passend, Griechischen und kann mit »anfallsartig« übersetzt werden. So weit die Theorie, dennoch litt ich manchmal auch nur unter zwei Symptomen, zum Beispiel Herzrasen und Schwindel, aber weder spürbar beschleunigtem Puls noch übermäßigem Schwitzen, und trotzdem war es eine klassische Panikattacke. Ein Anfall, also etwas, das mich buchstäblich anfiel wie ein Kampfhund. Schwere und Dauer variieren, aber das tut auch eine Magendarmerkrankung. Manchmal liegt man komplett flach für Tage, manchmal ist es nur eine kleine Verstimmung. Manchmal wird es chronisch. Aber letztlich ist völlig wurscht, wie es heißt, wenn das Phänomen schlagartig wieder über dich kommt und du dich fühlst, als würde dir ein Kidnapper von hinten eine Plastiktüte über den Kopf ziehen.

Ich lag auf Kreta am Abend im Bett des Ferienhauses und beobachtete mich selbst wie ein seltenes Tierchen unter dem Mikroskop: Wie ist seine Atmung, schlägt sein Herz im Takt, kann es Arme und Beine bewegen, ist es blass, schwitzt oder friert es? Am nächsten Morgen bat ich meinen Mann, mir einen Neurologen in Hamburg zu suchen und einen Heimflug zu buchen. Ich selbst war dazu nicht in der Lage, denn während einer solchen Episode wurde ich zum Kleinkind: hilflos, bedürftig, unmündig. Alles, was ich konnte, war, an die Decke zu starren, geistig um meinen eigenen Bauchnabel zu kreisen, mich manisch mit mir zu beschäftigen und zu hoffen, dass es aufhört, während draußen die Sonne vom Himmel knallte. Mein Mann fragte nach, was ich denn genau habe, er sei sicher, es sei nur Stress, die Nerven, es würde vermutlich doch bald vorübergehen, ich bräuchte nur ein wenig Erholung. Kurz vor den Ferien hatte ich noch einen Job gehabt, für den ich nach Zürich fliegen musste, zerrissen zwischen Kind und Arbeit, alles zu schaffen, die Zeit, die drängte, die Redaktion, die drängte, das Kind, das Aufmerksamkeit brauchte, alles war zu knapp terminiert, ich war flatterig, kam schon atemlos und schwitzend mit meinem Kaffeebecher am Flughafen an, wo eine mir unbekannte Fotografin auf mich wartete. Als ich in Zürich meine Reisegeschichte schreiben sollte und recherchierte, wo es wohl die beste Badi, das beste Birchermüsli gäbe, wir Fotos machten in der Kronenhalle, am unteren und oberen Letten, wir durch die Stadt hetzten, um alles an zwei Tagen zu schaffen, sehnte ich mich nach Ruhe. Nach kurz hinsetzen, nirgendwo hinmüssen, nicht in die Ferien, mich nicht mal auf Knopfdruck vierzehn Tage erholen zu müssen. Am Abend in einem Zürcher Gartenlokal griff ich mir immer wieder nervös an den Nacken und wusste: Wenn du nicht gleich wieder in dein Hotel zurückgehen kannst, wird das hier ungemütlich für dich. Es wurde kein langer weinseliger Abend mit einer netten Kollegin. Ich schob entsetzliche Müdigkeit vor, und wir gingen früh nach Hause. Alles war wieder gut, als ich im Hotel eintraf und die Tür meines Hotelzimmers hinter mir zuzog.

Auf Kreta im Familienurlaub blieb keine Zeit für Erholung, ich musste reagieren, bevor etwas Schlimmes passierte. Vielleicht war auch die Erholung, die bevorstehende Ruhe, genau das Problem. So wie gestresste Manager ja auch meist einen Herzinfarkt im Urlaub bekommen, und nicht, während sie noch unmittelbar im turbulenten Alltag stecken, vielleicht führt ja auch erst das Anhalten, das abrupte Stoppen des Tempos zum Kollaps, fragte ich mich. Erst sehr viel später erfuhr ich, dass Panikattacken tatsächlich meist in Nachstress-Situationen, also in den Ruhephasen nach einer länger andauernden Stressperiode auftreten. Ähnlich wie es auch Wochenend-Migräne und Liegestuhl-Depression gibt. Es ist quasi das Kippen von der Anspannung in die Entspannung. Nur damals, da wusste ich es nicht, verstand einfach nicht, warum Körper und

Geist ausgerechnet in den Ferien ausflippen. Meine hastige Aktion bestand darin, am nächsten Morgen allein nach Deutschland zu fliegen. Im Nachhinein frage ich mich, warum wir nicht einen Arzt auf der Insel aufsuchten. Sicher hatte das mein Mann vorgeschlagen, aber so genau weiß ich das alles nicht mehr. Ich glaube heute, dass ich einmal Kontakt mit der Basis, mit Zuhause haben musste, ein Fundament brauchte, auf dem ich sicher stehe. Um wieder dort hinzufliegen, wo ich hergekommen war. Es war völlig geisteskrank, es kostete Geld, Zeit, Energie und Nerven, aber kein Weg führte damals für mich an diesem Heimflug vorbei. Es gab nur diese eine Möglichkeit in meiner Welt. Unser Sohn war noch zu klein, um zu verstehen, warum ich nicht weiter mit ihnen dortbleiben und Wasserball spielen konnte. Ich verstand es ja selbst nicht. Sehr viele Jahre später fragte ich ihn, ob er das damals komisch oder schlimm fand, dass ich die beiden zurückließ. Er konnte sich nicht daran erinnern.

## Allein in der Psychoecke

Am nächsten Morgen saß ich im Flugzeug nach Hause und weinte still vor mich hin, so enttäuscht war ich von mir. Ich weiß noch heute, dass ich ein fliederfarbenes T-Shirt trug, das mich noch fragiler aussehen ließ, während alle Urlauber um mich herum braungebrannt waren, sie hatten ja auch mit Sicherheit mehr als 48 Stunden Griechenland hinter sich. In unserer verlassenen, kühlen Wohnung in Hamburg angekommen, ging es mir schon wieder besser. So gut, dass ich mich noch mehr schämte für die ganze durchgeknallte Aktion. So sehr schämte, dass ich keinen einzigen Menschen, weder meine Mutter noch meine Schwester oder Freundinnen darüber informierte, dass mein Urlaub aus nicht mal zwei vollen Tagen bestand. Es war Freitagabend, vor mir lag ein ganzes Wochenende, das ich irgendwie rumbringen musste. In meinem Zuhause fühlte ich mich sicher, es umschloss mich wie eine Schutzhülle, wie ein Nest, niemand kam herein. Ich fühlte mich auch nicht einsam oder ängstlich in diesem 140 Quadratmeter großen Mutterleib. Allein zu Hause zu sein war weitaus weniger furchteinflößend als zusammen weg zu sein von zu Hause. Am Samstag huschte ich kurz in den Supermarkt und in eine Buchhandlung und betete, niemanden zu treffen, der mich kennt. »Ach was, schon wieder aus den Ferien zurück? Na, das Wetter war wohl nicht so doll?!« Was genau hätte ich denn antworten sollen? Dass ich heimgeflogen bin, weil ich sicher bin, einen wassermelonengroßen Tumor in meinem Oberstübchen zu haben, der mir auf meinen Verstand drückt, dass ich Angst habe, vor der Buchhandlung Heymann umzukippen, dass mein Mann und mein Sohn nun allein in der Taverne sitzen, allein Mau-Mau spielen, zu zweit, geht das überhaupt?

Ich lief direkt in die Psychoecke im ersten Stock und blieb dort mit sämtlichen Büchern auf dem Schoß zwei Stunden lang sitzen. Am Ende kaufte ich einen Ratgeber mit dem Titel: »Die Angst aus heiterem Himmel«. Bis Montagmorgen hatte ich ihn ausgelesen, fühlte mich durch das Wissen, nicht die Einzige zu sein, die nicht einzuordnende Wahrnehmungen hat, gut. Und gleichzeitig noch mehr wie ein Außenseiter. Denn die Mehrheit, so dachte ich, hat es ja nicht, die Mehrheit der Menschheit funktioniert doch, kann Ferien mit der Familie machen ohne solche Eskapaden. Die Mehrheit sitzt gerade auf Sylt, pfeift sich Nordseekrabben rein und hat im Gegensatz zu mir noch alle Latten am Zaun. Aber was weiß ich denn schon über die anderen? Was wissen wir denn in Wahrheit, welche Schlachten die anderen zu kämpfen haben, welche Ungeheuer sie zu enthaupten versuchen? Montagfrüh fuhr ich zu der Neurologin, bei der mein Mann einen Termin ergattert hatte. Nach einer halben Stunde stöpselte die Nervenärztin die Saugnäpfe von meinem Schädel ab und meinte:»Wir können extrem viel Aktivität in den Hirnströmen erkennen, aber alles in Ordnung.« Wen sie mit wir meinte, blieb offen, aber nach der Nachricht, dass alles in Ordnung sei, war ich beruhigt. Für den Moment. Vermutlich hätte sie nur ein MRT veranlasst, wenn es Auffälligkeiten beim EEG gegeben hätte, gab es aber nicht. Ich hatte ja nicht mal Kopfschmerzen. Alles, was ich hatte, war Angst, die man nicht mal mit den modernsten medizinischen Apparaten sichtbar machen konnte. Später, also genaugenommen schon auf dem Nachhauseweg, überlegte ich, wenn es kein Gehirntumor ist, dann ist es vielleicht aber doch noch etwas anderes als nur Angst. Etwas Größeres. Damals wusste ich nicht, dass Angst sich immer etwas Größeres sucht, immer etwas Bedrohliches finden will, selbst in Situationen, in denen einem in Wahrheit kein Haar gekrümmt wird.

Die Ärztin setzte sich nach dem EEG an den Schreibtisch und kritzelte ungefragt etwas auf ihren Rezeptblock, verordnete irgendeines der vielen Psychopharmaka. Ich lehnte dankend ab, das sei nichts für mich. Sie verstand nicht:»Aber, wenn Sie das nehmen, müssen Sie keine Angst mehr haben!«Ich weiß nicht, wie man jemandem so etwas versprechen kann. Kann man das? Sie verstand sicher auch nicht, was ich dann überhaupt bei ihr wollte, warum ich gekommen war, den weiten Weg auf mich genommen hatte. Warum denn eigentlich, wenn ich gar kein Mittel dagegen einnehmen wollte? Mein Mittel der Wahl gegen meine Angst war die Bestätigung von außen, dass im Inneren alles in Ordnung ist. Eine höhere Instanz als ich selbst, jemand, der mir etwas bestätigen sollte, an das ich einfach nicht glauben konnte: meine eigene Unversehrtheit, und meine eigene Stärke. Was dieses Medikament macht, um die Angst auszuhebeln, fragte ich nicht. Auch nicht, was mögliche Nebenwirkungen seien. Mir bereitete ihr Satz einfach nur ein ungutes Gefühl, und ich wollte so schnell wie möglich aus der Praxis weg. Zurück zu den zwei Menschen die ich liebte, die mich kannten, die mich liebten, exakt so wie ich war. Ohne das Rezept. Und das tat ich. Am anderen Tag flog ich wieder nach Kreta, zu meiner kleinen Familie, die mich mit großen Augen ansah, nicht richtig verstand, was los war, aber alles versuchte, damit ich wieder die Alte wurde. Die Symptome nahm ich nicht mit zurück auf die Insel. Keinen blassen Schimmer, in welches Wartezimmer ich sie vorübergehend gesetzt hatte.

## Der eingebaute Rauchmelder

Angst ist nicht immer negativ. Sie ist wie ein Rauchmelder, ein in uns angelegter natürlicher Schutzmechanismus, der uns für mögliche Gefahren sensibilisiert. Der amerikanische Physiologe Walter Cannon prägte den Begriff Kampf-oder-Flucht-Reaktion und beschreibt damit, wie wir uns in Gefahrensituationen schnell körperlich und seelisch anpassen müssen. Während der Kampf-oder-Flucht-Reaktion erhöhen sich Herzschlag, Muskeltonus und Atemfrequenz. Unter Dauerbelastung werden zugleich stoffwechselanregende Hormone wie das Stresshormon Cortisol von der Nebennierenrinde ins Blut abgegeben. Diese Reaktionen liefern die Energie für Kampf oder Flucht. Sie dienten unseren Vorfahren, egal ob sie sich einem Bären stellen und kämpfen oder eben doch lieber fliehen wollten. Es ist grundsätzlich praktisch, mit so etwas ausgerüstet zu sein. Vorausgesetzt, der Geist bindet einem keinen Bären auf und interpretiert banale Umstände wie eine U-Bahn, ein Gespräch mit dem Chef, ein Date, einen Kinobesuch als akute Lebensgefahr.

Bei Menschen mit Panikattacken passiert aber genau das: Ihre körperlichen Reaktionen sind zwar intakt, doch sie geschehen zur falschen Zeit und am falschen Ort. Vereinfacht kann man sich das so vorstellen: Teile des sogenannten vegetativen Nervensystems sind Sympathikus und Parasympathikus. Sie funktionieren wie Gegenspieler. Para, auch die Silbe stammt aus dem Griechischen, bedeutet so etwas wie neben, seitlich. Anatomisch verlaufen Parasympathikus und Sympathikus annähernd parallel. Doch anders als bei Organen wie Milz oder Leber verteilen sich die funktionierenden Nervenzellen von Sympahikus und Parasympathikus auf unterschiedliche Bereiche, die des Sympathikus auf den Hirnstamm und den unteren Bereich der Wirbelsäule. Im Magen-Darm-Bereich verfügen wir außerdem über das sogenannte Darmnervensystem, ein Geflecht von Nervenzellen, das unabhängig vom Zentralnervensystem funktioniert. Es ist gleichsam das Gehirn des Verdauungskanals, das unabhängig vom zentralen Nervensystem arbeitet. Es macht im Grunde, was es will, allerdings können

Parasympathikus und Sympathikus es beeinflussen: Der Sympathikus hemmt die Verdauung, der Parasympathikus regt sie an. Körperlich wirken sich die beiden aber noch auf andere Funktionen aus: Der Sympathikus erhöht Herzfrequenz und Blutdruck, verengt die Blutgefäße, weitet die Pupillen. Er versetzt den Körper und die Psyche in einen Zustand von Alarm- und gegebenenfalls Fluchtbereitschaft. Es macht durchaus Sinn, bei harter Arbeit oder einer Gefahr mehr Blut in die Muskeln zu pumpen, auch das Herz muss dann mit einer höheren Pumpfrequenz arbeiten. In Stresssituationen, ob Flucht vor einem Bären oder bei einem Gespräch mit dem Chef, beginnt man zu schwitzen, weil der Sympathikus auch die Schweißdrüsen steuert, die Lunge müht sich ab, um mehr Sauerstoff ins Blut zu bugsieren. Alles super geregelt im Wunderwerk Mensch. Wenn hingegen alles in Ordnung ist, sorgt der Parasympathikus für das Gegenteil: peacige Gelassenheit versetzt uns in einen angenehmen Ruhezustand, fährt uns abends auf dem Sofa wieder schön runter. Herzfrequenz und Blutdruck sinken. Der Sympathikus bereitet den Körper vor auf Aktivitätssteigerung (fight or flight), der Paraysmpathikus auf Ruhe und Regeneration (rest and digest). Wer also mehr von dem schönen Gefühl der inneren Ruhe haben möchte, muss den Parasympathikus stärken. Ein Grund, warum Yoga und Meditation in unserer Leistungsgesellschaft immer beliebter werden. Auch eine ruhige, gleichmäßige Ein- und Ausatmung ist essentiell, um dem Körper zu signalisieren: »Du darfst loslassen«. Je schneller und unregelmäßiger wir atmen, desto mehr wird der Körper darauf programmiert, in den »Flight-or-Fight-Modus« zu schalten. Dehnung, Entspannung und Loslassen sind dann nicht möglich.

Um mit akuter Panik besser zurechtzukommen, gibt es etliche Hilfsmittel. Eins davon ist, die Angst in Einzelteile zu zerlegen. Sie zu dekonstruieren, zu analysieren, was genau fehlt mir hier und jetzt, wo drückt es, wo ziept es, was schmerzt, wo spanne ich an, anstatt sie als großes Ganzes zu sehen, das über uns schwappt. Wenn man die Meta-Panik so runterbricht, wird sie leichter verdaulich. Hilfreich ist in solchen Momenten auch das:

1 Ding nennen, das du schmeckst.
2 Dinge nennen, die du riechst.
3 Dinge nennen, die du spürst.
4 Dinge nennen, die du hörst.
5 Dinge nennen, die du siehst.

Es hilft tatsächlich dabei, wieder runterzukommen: in den Körper hinein, sich zurückrufen in die Realität. Ein weiteres Werkzeug ist die 5-7-8 Atmung, um die gesamte Luft, die sich in der Lunge befindet, auszuatmen: Den Mund schließen und durch die Nase einatmen, dabei bis fünf zählen. Den Atem so lange anhalten, bis man bis sieben gezählt hat. Wieder komplett ausatmen und dabei bis acht zählen. Pause. Und dann das Ganze fünfmal wiederholen. Kann man überall machen, niemand sieht es, im Flugzeug, im Stau, im Meeting, zum Einschlafen. Die Methode verlangsamt den Herzschlag, beruhigt und erdet. Und natürlich Meditation, die zwar Angststörungen und Depressionen nicht heilen kann, aber zur Heilung beiträgt. Es gibt unzählige Arten von Meditationen, und es gibt eine, die schnell erzählt ist: Hinsetzen, Augen schließen, still sein, beobachten. Das reicht für den Anfang, und es reicht auch, es erst mal nur fünf Minuten zu tun, selbst drei sind okay. Denn drei Minuten können einen schon zum Ausrasten bringen, weil der Geist wie ein verrücktes Äffchen von Ast zu Ast springt, nicht zur Ruhe kommen will. Genaugenommen sind es an manchen Tagen, vor allen zu Beginn, eher hundert Äffchen. Daher stammt ja auch der Begriff Monkey Mind. Aber sie beruhigen sich, man lässt sie sich austoben, wie Kinder, die im Hof spielen. Irgendwann sind auch sie erschöpft, und es wird klarer, stiller. Wenn man das täglich macht, am besten gleich nach dem Aufstehen und vor dem Blick aufs Handy/in die Zeitung/in den Spiegel, wirkt es Wunder. Das Wunder ist, dass der Kopf in der Meditation aufgeräumt wird, die Spinnweben weggewischt werden, die Kartons (oder Leichen) im Keller durchgesehen und alles entsorgt wird, was unbrauchbar ist. Dieser Full-Service kostet nichts und ist die beste geistige Hygiene. Auf »Daily OM« gibt es Onlinekurse zu den Themen Angst und Depression, die nicht viel kosten, man zahlt freiwillig einen Betrag zwischen 15 und fünfzig Dollar. Auch die »Calm App« bietet solche Kurse und Meditationen an. Ich selbst benutze die App »Insight Timer«, die ist kostenlos. Meine liebsten Meditationen dort werden von Sarah Blondin geführt. Sie hat eine wahnsinnig angenehme Stimme und sagt kluge Sachen, die das Herz versteht, bevor der Kopf sie demontieren kann. Ich benutze auch gerne den Timer dieser App, um zu meditieren. Denn wenn ich sitze und nicht weiß, ob jetzt erst eine Minute oder eine Stunde um ist, macht mich das zappelig. Dann fange ich an, im Geist Käsebrote zu schmieren, Einkaufslisten oder SMS zu schreiben, statt in dem Moment zu sein. Wenn ich aber weiß, ich werde nach elf Minuten oder einer halben Stunde daran erinnert, dass die Zeit um ist, kann ich mich besser entspannen.

Wer seinen Parasympathikus vernachlässigt, den Sympathikus gleichzeitig und langfristig aber immer mehr antreibt durch Stress, Sorgen, zu viele Stimulanzien wie Kaffee, Alkohol etc., läuft permanent auf Hochtouren und dreht irgendwann durch. Aber auch mentale Dysbalance kann die beiden Gegenspieler völlig durch den Tüddel bringen. Wenn sie aus dem Lot sind, geschehen merkwürdige Dinge. Dann kann es passieren, dass man aus dem Nichts – wirklich anfallsartig – Panik bekommt, zu sterben. Die Symptome sind genau jene, die auftreten würden, wäre man auf der Flucht vor einem Killer oder einem Grizzlybären – so als bestünde tatsächlich akute Lebensgefahr. Das Problem: Man liegt in Wahrheit auf dem Sofa, isst Chips und schaut »Gossip Girl«. Also eigentlich ist alles in Butter, und es ist kein Grund in Sicht, sich körperlich zu wappnen, jemandem eins über die Rübe ziehen oder einen Sprint hinlegen zu müssen.

Mir wurde im Laufe der Jahre klar, dass ich nicht nur speziell auf Reize reagierte, die objektiv eine Gefahr darstellen könnten, sondern auch auf ganz profane Dinge: Lautstärke, zu schnelle Bewegungen von Menschen am Flughafen, das Flackern zu vieler Monitore, ein Tisch, der schief steht und wackelt, ein zugiger Platz im Café, ein hart gekochtes Ei eines Mitreisenden im Zug, das penetrante Parfüm einer Person, die in der Yogastunde neben mir saß, jemand in einem Pulli, der mit Weichspüler gewaschen war. All das kann als Bedrohung wahrgenommen werden. Zumindest als Irritation. Natürlich bekommt niemand eine Panikattacke vom Geruch eines Weichspülers, aber ich scannte die Umgebung, die so perfekt wie möglich sein musste, um mir das Signal zu geben: Alles okay, Schätzchen, du kannst dich nun entspannen. Mein Sympathikus konnte sich aber leider nicht entspannen und vertrauensvoll an den Parasympathikus übergeben, wenn die Dinge um mich herum mich in irgendeiner Weise beunruhigten. Ich kontrollierte gerne alles, als sei ich der Hausmeister des Universums. Mein Exmann war immer baff, wenn ich im Bett lag und genervt bemerkte, dass sich im Nachbarhaus gerade jemand eine Kippe angezündet hatte. Er meinte, das sei einfach unmöglich, das gehe zu weit, das könne ich unmöglich riechen, dazwischen ist nicht nur eine Wand, uns trennt ein massives Mauerwerk vom Nachbarhaus! Aber es stimmte immer, was er spätestens dann zugab, wenn er das Fenster aufmachte und selbst roch, wie der Zigarettengeruch in unser Schlafzimmer drang. Wenn der Tisch wackelte, an dem ich saß, meldete mein Hirn: Hier stimmt was nicht. Optimiere die Situation, deine Umgebung, deine Selbsterfahrung. Es war die permanente Suche nach idealen Umständen, einer idealen Welt, in der ich nichts zu befürchten haben musste. In der alles heil, alles schön war. Damit zusammen hängt auch der Tic, den ich lange hatte, Zimmer in einem Hotel mindestens einmal zu wechseln. Eigentlich war mir an der Rezeption bereits klar, dass ich es tun würde. Nicht aus Schikane dem Personal oder meiner Begleitung gegenüber, sondern weil ich keine andere Wahl hatte, wenn das Zimmer zu einer stark befahrenen Straße, zu dicht am Fahrstuhl, über der Küche lag. So erklärte ich das jedenfalls mir und der Person, mit der ich unterwegs war. Es ist nie gut genug, mir kann man es einfach nie recht machen, wurde mir manchmal vorgeworfen. Aber das war nicht wahr. Wahr war, dass ich bloß versuchte, alles auszuschließen, was mein Wohlbefinden, das offenbar ähnlich fragil war wie das eines neugeborenen Kükens, gefährdete. Ich sah in vielem einen Bären, der mich in Stress versetzte.

Mehrdeutige Reize, also Wahrnehmungen, die vollkommen harmlos oder aber auch bedrohlich sein konnten, schätzte ich eher als bedrohlich ein. Im Grunde fehlte mir tendenziell eine entscheidende Fähigkeit: mich für das Positive zu entscheiden. Wieso, fragte ich mich, wieso wittere ich überall sofort den Bären?

## Der Kanarienvogel in der Kohlenmine

Seit meiner Kindheit war ich wie ein Kanarienvogel in der Kohlenmine. Kanarienvögel hatten im Bergbau früher eine wichtige Funktion. Die Arbeiter hielten sie sich in Käfigen unter Tage. Kippten die Vögel von der Stange, wurde die Mine sofort evakuiert. Sobald nämlich das gefährliche, aber geruchlose Kohlenmonoxid austrat, waren die hochsensiblen Kanarienvögel die Ersten, die davon Lunte rochen. Bereits bei einer Konzentration von 0,3 Prozent und nach circa zweieinhalb Minuten fällt so ein Vogel tot von der Stange. Die Bergleute hatten noch ausreichend Zeit, sich in Sicherheit zu bringen. Ich sehe, höre, rieche, spüre alles einen Hauch zu früh, sehe sogar eine Gefahr kommen, die nie tatsächlich kommt. Manchmal ertappe ich mich dabei, dass ich einen S-Bahn-Waggon wechsle, weil ich beim Betreten kriminelle Energie spüre und sicher bin, dass gleich was Schlimmes passiert. Einmal stieg ich sofort wieder nach einer Station aus, obwohl noch dreizehn weitere bis zum Ziel vor mir lagen. Der Anlass war ein Kerl, der mir unheimlich erschien, weil er eine riesige Sportasche bei sich trug, grimmig guckte und eine düstere Aura hatte. Dabei nahm ich in Kauf, dass meine ätherische Aura und ich eine Viertelstunde auf die nächste Bahn warten mussten. Als ich mal wieder umständlich auf der Suche war nach dem einen perfekten Sitz im ICE nach Berlin, wurde mir plötzlich klar, dass mein Kanarienvogel-Frühwarnsystem einen Haken hat: Die Vögel werden für die Unversehrtheit der Bergleute geopfert. Und ich war ja nicht der gerettete Bergarbeiter, sondern der tote Vogel. In Wahrheit habe ich mit meiner Empfindsamkeit am Ende nie eine Gefahr abwenden können. Es gab keinen entgleisten Zug, in den ich dank meines Warnsystems nicht eingestiegen war. Keinen terroristischen Anschlag in Manhattan, nachdem ich Fuchs entschieden hatte, doch nicht nach New York zu fliegen. Keine Nachbarn, denen an Silvester ein Böller in der Hand detoniert wäre, nachdem ich das Feuerwerk gemieden hatte. Mir ging ein Licht auf: Ich verkaufe mir meine Angst als Intuition, als siebten Sinn, der mich schützt. Anaïs Nin hat mal geschrieben: Wir sehen die Dinge nicht so wie sie sind, sondern wie wir sind. Wer ängstlich ist, verliert den Blick für die Realität; wer in seiner Vorstellung gefangen ist, ist meilenweit entfernt von der Wirklichkeit.

In vielen Momenten meines Lebens, in denen ich lieber auf der vermeintlich sicheren Seite blieb, wähnte ich mich für eine Weile tatsächlich in Gefahrlosigkeit. Doch die Schattenseite dieser Sicherheit ist, dass sie etwas raubt: Vertrauen in die eigene Urkraft, Vertrauen ins Leben. Die Zuversicht, dass es etwas Größeres gibt, das weder kontrolliert noch bestochen werden muss. Was sie auch nimmt, ist Unbeschwertheit. Ich kam langsam dahinter, dass mein innerer Bodyguard einfach keinen guten Job macht, dass er mich vor etwas beschützt, das überhaupt nicht da ist, mich in Watte packt, mich am Ende meiner

Freiheit beraubt. Und dass ich ihn vielleicht besser langsam feuern sollte.

## Geistige Schweißausbrüche

Nach jenem Sommer auf Kreta, in dem ich den Urlaub nach einem Tag abbrechen musste, flammte die nicht zu lokalisierende Angst immer mal wieder auf, und ich wünschte mir so sehr, diese eine unberechenbare Sache nicht zu haben. Man kann sich eine ganze Weile wegducken, sich ablenken, ach, wird schon nicht so schlimm sein, ist doch nichts, das hat doch jeder mal. Auch wird von Außenstehenden, die es nicht kennen, schnell angenommen, man würde sich zu viel mit sich selbst beschäftigen, sich anstellen, sei zu sensibel, auf eine Weise egozentrisch, man bräuchte einfach Ablenkung von sich selbst. Auch hörte ich mal den Satz, ich würde, wenn ich keine Probleme hätte, mir eben einfach immer welche machen. An all den Vermutungen kann unter Umständen ein Funken Wahrheit dran sein, und dennoch übersehen sie einen zentralen Punkt: Es steckt keine Launenhaftigkeit dahinter, es ist kein Spleen, keine Hysterie, es ist eine Krankheit. Eine, die schmerzhaft sein kann wie Migräne, eine, die unter Umständen so sehr ins eigene Leben und das der Angehörigen eingreift wie eine Krebserkrankung. Für die bisher aber wenig Verständnis in der Gesellschaft aufgebracht wird. Diese Unterstellungen sind nicht nur wenig mitfühlend, sie schützen nicht, helfen nicht, bewahren einen auch vor nichts. Vor allem nicht vor der nächsten Attacke. Neulich erzählte mir eine Freundin, ach, sie kenne das doch auch mit der Panik, erst kürzlich sei sie in einem Fahrstuhl in einem Hotel stecken geblieben. Erst blieb sie locker, drückte auf den Notfallknopf, den man sonst immer nur belustigt betrachtet und sich fragt, wie man wohl reagieren würde, sollte man jemals in einem Fahrstuhl steckenbleiben. Sich fragt, ob es dann angenehmer wäre, allein zu sein, oder ob es helfen würde, wenn andere das Leid mit einem teilten. Und wie lange eigentlich der Sauerstoff ausreicht für, sagen wir, vier Menschen in einem so kleinen, fensterlosen Raum. Wann man anfangen würde zu jaulen, zu weinen, zu schreien, sich die Haare zu raufen, gegen die Tür oder die Mitreisenden zu trommeln. In brenzligen Situationen haben Menschen gerne Beistand. Manche sind in der Not lieber allein, so wie ich. Aber wenn man in einem Fahrstuhl steckenbleibt, hat man nicht die Wahl, wer einen bei dieser Erfahrung begleitet. Meine Freundin war allein an diesem Morgen im Hotellift, sie trug nicht mal ein Telefon bei sich. Im ersten Moment lachte sie, haha, gleich wird jemand mit mir sprechen durch die Gegensprechanlage des Aufzugs, man wird mich runter- oder hochholen, ich bin nicht allein. Man kann sich das alles sagen, sich selbst daran erinnern zu atmen, ein und aus, ruhig zu bleiben, jetzt bloß keine Panik zu bekommen. Wie lange hält man das aus, das ist die Frage. Sie hielt es nicht lange genug aus, oder andersrum: Es dauerte zu lange, bis jemand von außen auf ihre missliche Lage aufmerksam wurde. Es geschah nichts. Keiner antwortete, kein Pieps, kein Mucks, Stille, und sie baumelte mutterseelenallein in einem Zwischenstock. »Da habe ich schon Panik bekommen.« Ich fragte sie, wie die sich geäußert hat, welche Symptome, oder war es eher ein stilles inneres Zittern? »Nein, ich bekam schon Schweißausbrüche, Herzrasen und so, klopfte gegen die Tür des Fahrstuhls.« Gott sei Dank dauerte es nicht so lange, nach fünf Minuten setzte sich der Aufzug einfach wieder in Gang, als sei nichts gewesen, keiner bemerkte es. »Aber ich weiß schon, was Panikattacken sind.« Ich sah sie an und litt nachträglich mit ihr. Und dann sagte ich: »Das ist nicht das, was ich mit Panikattacke meine. Das ist ganz normal, du warst in einer misslichen Lage gefangen. Du musst dir vorstellen, das, was du dort empfunden hast, die Enge, die Angst, die Sorge, nun sei alles vorbei, dieses blanke Entsetzen, das Herzrasen, das Zittern, das Schwitzen, die wackligen Beine haben Menschen, die unter Panikattacken leiden, aus heiterem Himmel und ohne jegliche Bedrohung von außen. Sie stecken immer in einem inneren Fahrstuhl fest, es braucht keinen äußeren Anlass. Das ist der Unterschied.«

Es ist noch wichtig zu sagen, dass nicht jede Angst sofort eine Angststörung ist. Und dass das eine nicht das andere ersetzt oder ausschließt. Nehmen wir beispielsweise den Fall in Australien mit dem Wal: Das ist eine Angst, die weder in eine Panikattacke mündete noch zwangsläufig damit im Zusammenhang stehen muss. Jeder Mensch hat Dinge, die er lieber nicht macht, wenn er die Wahl hat, oder die ihm vorübergehend Angst machen, wie das Feststecken in einem Fahrstuhl oder das Fahren mit der Geisterbahn. Das können Abenteuer sein, die mehr eine körperliche Erfahrung betreffen, wie eben Tauchen, Fallschirmspringen, oder aber eher mentale Abenteuer. Für manche ist das, eine Rede auf einer Bühne zu halten, für andere ein Blind Date. Was ein Abenteuer darstellt, das Angst einflößt, ist individuell so verschieden wie die Menschen. Für mich sind eher körperliche Grenzerfahrungen furchteinflößend, anderen wiederum jagt es ähnlich viel Angst ein, ihre Gefühle öffentlich auszudrücken. Meist ist es nur so, dass man für das deutliche Überschreiten der Angst mehr Beifall bekommt. »Boah, das hast du dich getraut, super! Hut ab!« bekommt man selten zu hören für einen inneren Prozess, der viel geistige Stärke gebraucht hat. Na ja, der ist ja auch meist nicht so plakativ wie eine Urkunde für das freiwillige Sich-Fallenlassen aus 10 000 Metern Höhe.

Nach diesem legendären Kreta-Vorfall wusste ich, dass meine Angst nicht bloß eine vorübergehende Reaktion war. Ich war zwar die meiste Zeit lustig und leichtfüßig, und dennoch ahnte ich nach diesem Sommer, dass ich etwas unternehmen musste. Nicht, weil sich mein Zustand rasant verschlechterte, sich eine Krankheit entwickelte, die stets sichtbar gewesen wäre, oder ich mich selbst in eine psychiatrische Einrichtung einwies. Eher, weil ich spürte, dass es ein altes Thema ist, das ja nicht zum ersten Mal aufgetaucht war. Das manchmal über Jahre untergetaucht war und das ich mit Hilfe von Therapien bereits angegangen hatte. Nie aber hatte ich das endgültige Gefühl, geheilt zu sein von dieser plötzlichen Panik. Man muss sich das ja auch nicht so vorstellen, den lieben langen Tag vor Sorge und Furcht bewegungslos in der Ecke zu sitzen. Obwohl es durchaus Menschen gibt, bei denen es mit fortschreitendem Verlauf von Angststörungen dazu kommt. Bei mir kam eher immer mal wieder sporadisch und scheinbar ohne erkennbares Muster etwas seltsam Beunruhigendes dazwischen, das mich aus der Bahn warf: ein Schwanken der Umgebung, mitten auf der Straße hektisch werden, in einem Gespräch nicht mehr folgen können, während eines Essens auf die Toilette rennen und kaltes Wasser über die Handgelenke laufen lassen oder umgehend nach Hause müssen, nur so, weil es sich besser anfühlte.

Das musste nicht mal für andere deutlich sein, es waren eher geistige Schweißausbrüche, die ich mit mir selbst abmachte und gegen die kein Deo half. Es waren die leisen Vorboten einer Panikattacke, die ich manchmal noch abwenden konnte. Nicht immer. Seit ich als Kind das erste Mal eine Panikattacke hatte, entwickelte sich bei mir eine Angst vor dem nächsten Mal. Attacke – allein der Begriff klingt wie ein Angriff aus dem Hinterhalt. Angst vor Angst zu haben ist ein doppelt fieses Gefühl, das irgendwann in dem Versuch gipfeln kann, das Leben komplett zu vermeiden, denn man weiß doch nie, was die Angst schon wieder auslösen oder verstärken kann. Das ist wie das Wetter, einfach nicht vorhersehbar. Selbst dann nicht, wenn man ständig auf eine Wetter-App schaut, um Gewissheit zu haben, wie hoch die Regenwahrscheinlichkeit prozentual sein wird. Wenn du vor die Tür gehst, kann es trotzdem aus Eimern schütten. Deshalb trauen sich manche Angstpatienten nicht mehr aus dem Haus. Trauen sich nicht mehr, Auto, Zug, Bahn oder Bus zu fahren. Trauen sich nicht mehr, einkaufen zu gehen, Freunde zu treffen, spazieren zu gehen, zu verreisen, Sport zu machen, arbeiten zu gehen, kurz: können einfach gar nichts mehr machen. Ich gehörte nicht dazu, ich übte weiter meinen Beruf aus, kümmerte mich um meinen Sohn und nahm am gesellschaftlichen Leben teil. Was ich jedoch an mir bemerkte, war der Versuch, Panik präventiv zu vermeiden, indem ich Orten, Situationen und Handlungen, bei denen es zuvor schon mal zu einer Attacke gekommen war, auswich. Ein Beispiel dafür waren Autobahnen und Tunnel. Lieber fuhr ich stundenlang Umwege über Land, statt die Autobahn zu nehmen. In dem Moment, wenn ich auf eine auffuhr, begann mein Herz schneller zu schlagen, ich saß aufrecht in meinem

Kleinwagen, als hätte ich einen Besenstil verschluckt. Am schlimmsten war es mal im Elbtunnel, weil ich dort einmal so panisch wurde, dass ich glaubte, die Spur nicht mehr halten zu können. Die Enge darin verlangt aber, dass jeder in seiner Spur bleibt. Die Tatsache, dass ich nicht rechts ranfahren konnte, es keinen Notausgang gab, ich nicht auf einen Rasthof lenken konnte, um eine Pause zu machen, setzte mich unter massiven Stress. Das Interessante ist jedoch, dass nie was passiert ist, nie hatte ich einen Unfall, weder auf der Autobahn noch in einem Tunnel. Noch interessanter, dass ich das nur hatte, wenn ich der Fahrer war. Als Beifahrer war ich relativ gelassen. Es konnte also nicht nur am Tunnel, an der Dunkelheit oder der Enge liegen. Was bei mir Panik auslöste, war etwas anderes, etwas, dass sich immer öfter zeigte: Der Steuermann zu sein, verunsicherte mich. Nicht nur in einem Fahrzeug. Übersetzt kann man sagen, ich wollte lieber das Kind sein, das auf der Rückbank sitzt und Kassette hört, statt der Boss. Ich weigerte mich, Verantwortung zu übernehmen. Wollte mich drücken vor der unvermeidbaren Entwicklung, erwachsen werden zu müssen. Das Kind im Fond des Fords wollte ich schon immer bleiben, mit sechs Jahren verkündete ich, meine Mutter heiraten und niemals groß werden zu wollen. Heute begegne ich immer öfter diesem Phänomen des Nicht-erwachsen-werden-Wollens, auch bei Männern. Auf einem Fest sprach ich neulich mit einem Mann, er meinte, er sei 30. Bevor ich die Zahl kommentieren konnte, fing er meine mögliche Reaktion ab und sagte: »Ja, ja, ich weiß, ich seh' viel jünger aus, ewiger Peter Pan!« Er lachte dabei. Ich fragte: »Willst du echt nicht erwachsen werden?« Er: »Neee!« Später an diesem Nachmittag stellte sich heraus, dass er wegen einer aktuen Angststörung in Behandlung ist.

In diesem Zusammenhang fällt mir auch die Story ein von dem Bekannten, mit dem ich vor vielen Jahren mal eine Verabredung hatte, um ans Meer zu fahren. In Hamburg ist man ja in anderthalb Stunden in Sankt Peter Ording an der Nordsee, also ein easy Tagesausflug, den ich gerne unternehme. Er besaß kein Auto. Ich sagte okay, dann nehmen wir meins und ob er vielleicht fahren könne, weil ich, na ja, nicht so gerne Autobahn fahre. Am Telefon hatte er gesagt, klar, kein Problem. Als ich an jenem Sonntag vor seiner Tür stand, um ihn einzusammeln, kam er etwas blass um die Nase aus dem Haus. Er setzte sich auf den Beifahrersitz. Wollte er nicht die Strecke fahren? Es sei ihm doch lieber, wenn ich fahren würde, erklärte er, wenn das für mich in Ordnung sei. Ich musste mich zusammenreißen, wollte nicht zeigen, dass es überhaupt nicht in Ordnung für mich war und ich mich überrumpelt fühlte. Er fügte an: »Es geht mir heute irgendwie nicht so gut.« Es war kein Kater, auch litt er nicht an Kopfschmerzen, es war das gleiche »Es geht mir irgendwie nicht so gut«, das ich auch immer benutzte. Ich fuhr also auf der verhassten Autobahn, kämpfte still und heimlich und erfolgreich gegen meine eigene Angst, wir quatschten die ganze Fahrt, und ich musste das alles irgendwie lässig meistern. Ich musste nicht, ich hätte ja auch sagen können, nee, du, dann fällt unser Ausflug leider ins Wasser, weil Hey Diggi, ich hab' mindestens so viel Schiss wie du. Aber das tat ich nicht, weil ich wieder mal der Cowboy war. Wir sprachen nie mehr darüber, was er genau hatte, warum er nicht fähig war zu fahren. Wir sprachen auch nicht über meine Gründe, warum ich so ungern fahre, sprachen nicht über meine Angst. Die Angst fuhr also die ganze Zeit mit uns, und wir taten so, als sei sie nicht da. Wir verbrachten den Tag zusammen am Strand, und ich wusste, dass ich die Strecke auch zurückfahren musste. Aber: Es ging doch. Weil ich keine Wahl hatte. Einem Teil von mir gefiel diese Erfahrung, sie sagte mir ja nichts anderes als das: Wenn es darauf ankommt, kannst du es. Wenn es darauf ankommt, wirst du es immer unbeschadet durch den Tunnel schaffen. Wenn es darauf ankommt, wirst du immer das andere Ufer erreichen. Offen blieb für mich, wer eigentlich die Entscheidung trifft, wann es darauf ankommt und wann nicht.

## Achtung, Panikzone!

Wenn man sich mit den drei Zonen der Angst (Komfortzone, Wachstumszone, Panikzone) beschäftigt, kann man auf die Idee kommen, dass es doch ganz einfach ist Um Dinge, Situationen, Menschen, die zu viel Angst einjagen, machst du einen Bogen. Sprich: Du betrittst die Panikzone nicht, und alles ist in Butter. Letztens fuhr ich wieder mal auf der Autobahn, um zu prüfen, wo ich stehe, ob ich es locker wegstecke oder unangenehme Gefühle hochkommen. Auch deshalb, weil es doch nicht wahr sein kann, dass ich bis zu meiner Freundin an die Ostsee drei statt anderthalb Stunden brauche. Und wieder mal merkte ich, dass es nichts für mich ist, mich irritieren die anderen Fahrer, das Drängen. Wenn die Bahn frei ist, kein anderer Wagen vor oder hinter mir fährt, ist alles super, aber auf einer Autobahn ist das ja eher die Ausnahme. Auch alles, was über 100 km/h ist, regt mich auf, ich bekomme Herzrasen, schwitze beim Überholen eines LKWs, hefte mich 150 Kilometer lang hinter einen Rentner im Audi, der noch, was kaum möglich ist, langsamer fährt als ich, und schwöre mir dann immer: Ich mach das nicht mehr! Aber macht man sich so nicht bloß zur Geisel seiner eigenen Angst? Ist das nicht noch gefährlicher als die A1 Richtung Lübeck?

Das Konzept der drei Zonen der Angst ist simpel: Alles, was einem vertraut ist, was einfach von der Hand geht, liegt in der Komfortzone. Hier fühle ich mich wohl und sicher. Alles, was das überschreitet, also kleine Herausforderungen zu wuppen, vor denen man sich ein wenig ängstigt, fällt in die Wachstumszone. Die Zone, die daran anschließt, nennt sich Panikzone. Manche Fachleute raten davon ab, sich willentlich in jene zu stürzen. Vor allem Panikpatienten wird davon abgeraten. Neulich erzählte mir ein Bekannter, der auch unter einer Angststörung leidet und der aus diesem Grund in einer stationären Therapie in einer Klinik war, was er dort gelernt habe. Für ihn ist U-Bahn fahren unvorstellbar, allein der Gedanke daran löst bei ihm Panik aus. Es ist Jahre her, seit er das letzte Mal mit einem öffentlichen Verkehrsmittel gefahren ist. Der Therapeut gab ihm also die Aufgabe, zu Fuß allein zur Station der Hochbahn zu gehen, auf dem Weg dorthin seine körperlichen Empfindungen wahrzunehmen, was er hört (das Geräusch seiner Schuhe auf dem Asphalt), was er riecht (Pommesbude), was er sieht (hektisches Treiben der Passanten), sich dann oben hinzustellen an die Gleise und: nichts weiter zu tun. Er sollte ausschließlich das tun, was er sich vorgenommen hatte. Auf keinen Fall sollte er in die Bahn steigen, was er auch nicht geschafft hätte. Es war schon so für ihn genug Aufregung und brachte ihn ausreichend an seine Grenzen. Vor allem an die Grenze zur Panikzone. Er betrat sie nicht, sondern kehrte wieder zitternd und schweißgebadet um und ging anschließend zurück in die Klinik. Es mag wie Babysteps klingen, aber genau die sind wichtig. Denn danach war er in seiner Welt einen großen Schritt weitergekommen. Wichtig sei dann, erklärte ihm der Therapeut, dass er das anerkennt, sich nicht vergleicht mit anderen, nicht vergleicht mit all den Menschen, die täglich Bahn fahren. Ich glaube ohnehin, der einzige Mensch, mit dem man sich vergleichen sollte, ist man selbst. Statt sich zu zerfleischen, kann man sich vorm Einschlafen sagen, okay, heute habe ich es ein bisschen besser gemacht als gestern. Heute habe ich das Beste getan, was ich konnte, und das mache ich nun so lange, bis ich es noch ein bisschen besser kann. Mehr haben wir nicht. Ganz wichtig sei auch, so der Therapeut, dass er sich danach dafür belohnt, überhaupt diesen Schritt gegangen zu sein, sich mit seiner Angst konfrontiert zu haben. Selbst eine Zigarette als Belohnung sei dann okay. Ich verstand die Idee dahinter gut, auch wenn ich nie in einer Klinik war und ich das Konzept der Exposition oder Konfrontation, also sich einer vermeintlichen Gefahr bewusst und willentlich auszusetzen, nie unter ärztlicher Aufsicht praktiziert habe. Auch Verhaltenstherapien arbeiten so, es gibt solche, in denen der Therapeut diese Prüfungen, diese Gänge oder diese Fahrten durch einen Tunnel mit einem zusammen macht. Einem also Beistand leistet und unmittelbar zur Seite steht, die aufkommenden Emotionen direkt zu bearbeiten. Der einem behilflich sein kann bei der Einordnung der angsteinflößenden Situationen und Gefühle. Nehmen wir also mal an, ich hätte mich selbst wie einen Welpen ins kalte Wasser geschubst und wäre doch mit der Reisetruppe in Australien zu den Buckelwalen ausgeschwärmt, trotz enormer Angst vor diesem Erlebnis.

Ich kann mir einfach nicht vorstellen, dass mir das gutgetan hätte, meine Panik war einfach zu groß. Vielleicht muss man eher kleine Schritte nehmen durch diese drei Zonen, nicht mit aller Gewalt in einem Affenzahn alle auf einmal durchkreuzen, um sich oder anderen zu beweisen, dass man es kann. Was mir auch relevant erscheint, ist, in wessen Begleitung und in welcher Atmosphäre man Erfahrungen machen darf. Wäre ich mit mir vertrauten Personen, ausreichend Zeit und Ruhe auf Walbeobachtung gewesen, wäre es gar nicht so unwahrscheinlich gewesen, dass ich den Mut dazu aufgebracht hätte. Wir wissen es nicht, aber ich weiß, dass es keine Abkürzung zum Ziel gibt. Und heute weiß ich auch, dass man sein Leben nicht verwirkt hat, wenn man manche Dinge einfach auslässt. Es gibt keinen universellen Masterplan, den man in einem bestimmten Zeitraum erfüllen muss, der für jeden gilt. Es gibt nur immer die eigene Erfahrung und das persönliche Timing. Egal ob es darum geht zu heiraten, ein Kind zu bekommen, Karriere zu machen, aufs Land zu ziehen, ein Haus zu bauen, im VW-Bus um die Welt zu fahren, einen Baum zu pflanzen oder mit Walen zu baden. Man muss gar nichts davon bis zu einem bestimmten Alter oder in einem vorgegebenen Zeitfenster abgehakt haben. Wer sagt, dass es sonst zu spät ist? Zu spät für was? Zu spät im Vergleich zu wem? Wer sagt, dass man dies und jenes mal erlebt haben muss? Wer weiß, was man sonst schon alles erlebt hat? Niemand, außer man selbst.

Trotz immer wieder kleiner Triumphe in der Wachstumsphase, wie zum Beispiel das Überleben einer Autobahnfahrt, war mein Leben instabil, weil ich nie wusste, ob und wann die nächste Panikattacke wiederkommen würde. Diese Ungewissheit hielt mich in den Klauen. Selbst dann, wenn ich kurz mal unbeschwert war, rauschte es im Untergrund meines Bewusstseins: Freu' dich bloß nicht zu früh. Wenn du nicht weißt, ob und wann es dir wieder den Boden unter den Füßen wegzieht, verharrst du permanent in einer Habachtstellung, suchst Halt, klammerst dich irgendwo fest im übertragenen Sinn und auch ganz wörtlich. Im Ganzen also das Gegenteil von entspannt sein. Diese Erwartungsangst ist das Schlimmste. Ich hatte plötzlich drei blöde Gefühle zur gleichen Zeit: Angst im Allgemeinen, die Erwartungsangst, wieder Angst zu bekommen, plus die Scham darüber, überhaupt welche zu haben. Das nennt sich im Psycho-Jargon negativ-negatives Metagefühl, aber ungeil trifft es auch schon ganz gut. Und immer öfter dämmerte mir, dass meine Angst nichts Neues, nichts Vorübergehendes ist, nichts, das in einem zu heißen Urlaub plötzlich über mich gekommen war wie ein Sonnenstich, sondern, dass sie aus mir kommt und es nur eine Richtung gibt, sie zu ergründen: Nach innen.

## Was hat sie denn bloß?

Wie sich meine Angst nennt? Generalisierte Angststörung. Das jedenfalls stand irgendwann als Diagnose einer weiteren Psychotherapeutin fest, bei der ich in Behandlung war, um das Problem, das immer wieder auftauchte, in den Griff zu kriegen. Das Problem, das ich all die Zeit auch mit Hilfe von bereits gemachten Therapien nicht endgültig zu den Akten legen konnte. Generalisierte Angststörung heißt nicht nur, generell vor allem und nichts Angst zu haben, sondern auch, dass sie sich nicht lokalisieren lässt. Generalisiert bedeutet in der Medizin »den ganzen Körper betreffend«. Das Gegenteil von generalisiert ist lokal. Die Krankheit lässt sich nicht lokalisieren, sie betrifft nicht ein Organ, sondern eben den ganzen Organismus. Den ganzen Menschen. Das ganze Ich. Bei der generalisierten Angststörung verselbständigt sich die Angst. In der Psychologie unterscheidet man zwischen sogenannten phobischen Ängsten, bei denen sich die Angst auf etwas Bestimmtes, etwas Reales bezieht (wie zum Beispiel eine Spinnen-Phobie), und der generalisierten Angststörung, bei der die Angst nicht an bestimmte Dinge oder Situationen gekoppelt zu sein scheint. Das Dumme an so etwas Generellem ist, dass es eben nicht spezifisch ist. Was nicht spezifisch ist, lässt sich weder greifen noch kann man ihm komplett ausweichen. Wer Flugangst hat, fährt eben Zug, man kann es vermeiden, zu reisen. Wer große Spinnen fürchtet, sollte einen Bogen um Australien machen. Aber das Leben lässt sich doch nicht vermeiden. Ich glaube, wenn es so weit kommt, dass man seine Wohnung nicht mehr verlassen, nirgendwo mehr hingehen kann, schon gleich gar nicht allein, vielleicht nur mit Hilfe einer vertrauten Person, an deren Arm man sich klammert wie ein Koalabär, wenn es so weit ist, dann ist das der verzweifelte Versuch, einen großen Bogen um das Leben zu machen. Was das praktisch heißt, generalisierte Angststörung? Schwer zu sagen, oder in meinem Fall ganz einfach: Ich kann selbst echt eklig große Spinnen mit der bloßen Hand anfassen, ohne eine emotionale Regung zu zeigen, kann ohne Wenn und Aber allein ans andere Ende der Welt jetten, kann live im Fernsehen auftreten, ohne dass mir die Stimme versagt. Aber manchmal passiert es, dass ich beim Überqueren eines großen Platzes plötzlich unsicher werde, das andere Ende zu erreichen, befürchte, dort nicht anzukommen, es einfach nicht zu packen, weil ich den Boden unter den Füßen verliere, sich jeder Schritt anfühlt, als ob ich auf Treibsand laufe. Das nennt sich Platzangst, oder Agoraphobie, und kann als Folge von Panikattacken entstehen. Große Plätze machten mir nicht etwa Angst wegen der vielen Leute, sondern wegen der Haltlosigkeit, der Weite, die mir keinen Schutz gibt. Im Grunde ist ein großer Platz ja das Gegenteil von einem Zuhause, von einem Ort, der Wände und ein Dach über dem Kopf bietet. Ein großer Platz ist das Gegenteil vom Mutterleib. Mit Platz muss auch nicht zwangsläufig ein Marktplatz gemeint sein, einmal bekam ich eine Panikattacke auf einem Abenteuerspielplatz. Übliche Panikorte waren vor allem Kreuzungen, das Überqueren einer größeren Straße. Ich bin nicht stehen geblieben und habe mich geweigert, dort rüberzugehen, mich an einer Ampel festgeklammert oder so. Wie gesagt, von außen war das gar nicht sichtbar; was ich hatte, war meist nur in mir, war Privatsache.

Was bedeutet es eigentlich, den Boden unter den Füßen zu verlieren? Glaubt man auszurutschen, zu fallen? Wenn man die Redensart googelt, stößt man auf folgende Erläuterung: »Die emotionale, finanzielle Sicherheit verlieren; (mechanisch und emotional) den Halt verlieren; Rückhalt, Stabilität verlieren; sich hilflos fühlen; unter Schwindel leiden.« Ja, all das, all das auf einmal, all das einfach so, aus dem scheinbaren Nichts. Aus heiterem Himmel. Später fand ich heraus, dass der Himmel vor einer Panikattacke in Wahrheit nie so heiter war, wie ich annahm. Dass längst dunkle Wolken aufgezogen waren, die ich stoisch ignorierte. Manchmal verlor ich diesen Boden auch, wenn ich in einem Restaurant saß, wollte sofort nach

Hause, das konnte ohne Vorwarnung kommen, weil das Licht gedimmt wurde, der Geräuschpegel oder das Lachen eines Gastes am Nachbartisch mich irritierte. Oder weil ich den Eindruck hatte, komisch zu sprechen, die Worte sich falsch anhörten, ich im Gesicht meines Gegenübers prüfte, ob das, was ich sagte, Sinn machte, ob ich vielleicht längst einen Schlaganfall hatte. Sagt man nicht, das erste Anzeichen eines Schlaganfalls ist ein gestörtes Sprachzentrum? Manchmal passiert das auch heute noch, auch stutze ich ab und zu über die Buchstaben, die ich schreibe. Wird das echt so geschrieben, passt das so zusammen, macht es Sinn, wie ich sie aneinandergereiht habe? Angst zum Beispiel, wird das Wort überhaupt so geschrieben, kommt das g vor dem s, echt jetzt? Okay, wer all das hört und diese Merkwürdigkeiten gar nicht von sich kennt, wird sich vielleicht fragen, ob es sich schlicht um die Beschreibung einer Irren oder zumindest hypochondrischen Person handelt. Aber es ist eher so, dass sich Betroffene übertrieben viele Gedanken um ihre Gesundheit, ihre physische und psychische Unversehrtheit machen und infolgedessen jede körperliche und oft auch geistige Regung überinterpretieren oder in Frage stellen. Nicht, dass sie sich Krankheiten einfach so einbilden.

Es ist lange her, dass ich eine Panikattacke hatte. Vielleicht neun Jahre, vielleicht acht? Ich führe nicht mehr geistig Buch darüber. Es gab irgendwann einen Moment, in dem ich verstand, dass sie lästig sind, aber flüchtig. Dass sie kommen und gehen wie Ebbe und Flut, und dazwischen gibt es eine Pause. Mal eine jahrelange Pause, mal eine kurze. Diese Einstellung klingt so gefasst, aber sie kam nicht über Nacht. Eher ist dieses Akzeptieren vergleichbar mit dem Wissen, dass alles veränderlich ist, dass es zum Leben gehört, das nichts so bleibt, wie es ist. Weder das Gute noch das Böse, weder eine Grippe noch eine Panikattacke. So gehören auch schlechte Tage, schlechte Phasen oder auch Leid dazu. Es muss nicht immer alles perfekt und wir nicht immer in Balance sein. Erst wenn das Herz stillsteht, dann sind wir in endgültiger Balance: Flatline. Mausetot. So gelassen kann ich nicht immer damit umgehen. Manchmal brauche ich auch heute nicht mal ein Symptom, um mich zu fürchten, dann liege ich nachts wach vor quälender Besorgnis, und fürchte das Leben und den Tod. Vor allem den Tod. Aber tun wir das nicht alle? Warum fällt es manchen dann leichter zu verdauen, dass wir alle sterben werden? Und gibt es möglicherweise einen Zusammenhang zwischen der übertriebenen Sorge um die körperliche Unversehrtheit von Panikpatienten und der Angst vor der Endlichkeit?

# 2. Hirn zermartern

## Restrisiko Leben

Heute Mittag gehe ich zu Pefkaki. Ich sitze im Schatten der Taverne auf Hydra, unter mir das Meer, unter meinem Tisch bettelnde Katzen. Die warme Luft riecht nach Oregano und Mückenspray, ich esse gefüllte Weinblätter und Gigantes. Vier amerikanische Touristen sitzen am Nachbartisch. Nach dem Essen spaziere ich Richtung Dorf zurück und mache eine Pause auf einer Bank mit unverstelltem Blick auf das Meer. Eine rothaarige Frau kommt vorbei und fragt, ob sie mich fotografieren darf, es würde so idyllisch aussehen, wie ich da so sitze. Sie komme aus einem Vorort von London, erzählt sie mit starkem Dialekt. Ob ich wisse, worauf ich da gerade sitze. Es sei die Gedenkstätte von Leonard Cohen, seine Bank, sein Platz, seine absolute Lieblingsstelle der ganzen Insel, dort habe er immer gesessen, jeden Abend, um die Sonne untergehen zu sehen. Sie habe im Haus neben ihm gewohnt, sie sei es auch gewesen, die ihm damals Internet besorgt habe. Oh, sage ich. Wenn einer tot ist, kann man viel behaupten, denke ich, und lasse sie ein Foto von mir knipsen. Vor zwanzig Jahren sei sie hierhergekommen, habe sich verliebt in Hydra, und das hier sei ein ganz besonderer Platz, die ganze Insel ein magischer Ort, und das Meer in der Mitte verdammt tief. Sie zieht die Augenbrauen hoch und nennt eine Zahl, die ich sofort wieder vergesse, weil sie die Tiefe in Meilen angibt und ich das nicht so flott in Kilometer umrechnen kann. Aber verdammt tief, das bleibt hängen. Ich frage sie, warum sie hierher gezogen sei vor zwanzig Jahren. Es folgt eine etwas abstruse Story, bei der ich Schwierigkeiten habe zu folgen, weil ihr Akzent stark ist und ihre Geschichte so klingt wie aus einer Folge Aktenzeichen XY ungelöst. Ihre Tochter sei damals klein gewesen, sie wohnten in diesem Vorort von London, in der Nähe einer Tankstelle. Das Mädchen wollte sich dort einen Schokoriegel kaufen gehen, sie, die Mutter schaute aus dem Fenster, sah, wie das Kind also Richtung Tankstelle marschierte und von hinten ein Auto angefahren kam, das langsam neben ihr herfuhr. Zu diesem Zeitpunkt seien in der Gegend Fälle von Kindesentführung vorgekommen. Sie habe nicht mehr nachgedacht, sei sofort aus der Wohnung gestürmt, die Stufen runtergesprungen, aus dem Haus gerast, habe gewusst, sie müsse um ihr Leben laufen, um es zu schaffen. Als sie bei ihrer Tochter außer Atem und außer sich vor Angst ankam, war die gerade an der Tanke angekommen. Sie habe sie weggerissen, unter den Arm gekrallt, sei mit ihr nach Hause gelaufen und habe gewusst: Das war es, wir müssen hier weg. Das Auto sei schnell davongefahren. Während sie mir all das so bildlich schildert, diese Frau, die ich noch nie zuvor im Leben gesehen habe, sieht sie aus, als würde sie immer noch um ihr Leben laufen. Es ist eine hübsche Idee, dem Schicksal so ein Schnippchen schlagen zu können, es zum Positiven gedreht zu haben in vielleicht letzter Sekunde. Selbst ich bin beruhigt, als ich höre, dass die Tochter seitdem mit ihr hier auf dieser Insel lebt, wo es weder Autos noch Tankstellen gibt. Dass sie heute erwachsen ist, selbst eine Tochter hat und Eseltouren für Touristen anbietet. Es klingt wie das Happy End eines Märchens:

das Böse mit einem Löwenherz besiegt. Später an diesem Tag meine ich mich zu erinnern, sie habe gesagt »Two hundred miles deep«, und kaum im Apartment angekommen, google ich, was das in Kilometer heißt: 321,86 Kilometer. Das ist mehr als die Strecke von Hamburg nach Berlin. Ich werde vielleicht doch nicht mehr schnorcheln gehen.

## Angst, dass ihr totgeht

Das Leben verläuft nicht immer wie im Märchen, nicht immer lässt sich das Dunkle mit einem Sprint abwenden, nicht immer bleiben alle zusammen, bis dass der Tod sie scheidet. Die erste Therapie machte ich als Dreizehnjährige. Ich fuhr mit dem 917er Bus eine halbe Stunde zu dem Termin. Die Praxis der Therapeutin war drei Orte weiter als der, in dem ich wohnte. Sie lag neben einem Krankenhaus, ich sehe noch das Gebäude vor mir, gelber Sandstein. Was ich dort machte, wie es dazu kam, dass ich eine Gesprächstherapie begann, weiß ich nicht, aber es muss damit zusammengehängt haben, dass sich meine Eltern getrennt hatten, als ich zwölf Jahre alt war. Kein Einzelfall, fast alle Eltern meiner Freunde sind geschieden, kein Grund zur Panik, nicht? Was ich trug, als mein Vater sagte, dass er geht und ein anderer kommt, weiß ich noch exakt: eine Karottenhose aus schwarzem Cord, ein weißes Fruit-of-the-Loom-Sweatshirt und einen Popper-Haarschnitt. Ich saß auf unserem grüngestreiften Sofa, aß eine Banane und lachte, weil mir nichts anderes angemessen erschien. Es war doch schon schlimm genug ohne mein Zutun. Als ich in die Küche ging, um die Schale in den Abfall zu werfen, sah ich im Flur die Schuhe meines Vaters stehen und hatte plötzlich eine vage Ahnung, dass gerade mein Leben in die Luft geflogen war. Ich erinnere mich nicht, ob ich danach mit meiner Schwester redete, ob wir uns austauschten, uns gemeinsam unsere neue Zukunft ausmalten, uns trösteten. Ich weiß es nicht mehr. Vielleicht sprach ich darüber mit der Therapeutin. Wenn man ein Kind ist, tut man, was die Eltern für richtig halten. Ich glaube nicht, dass ich selbst um eine Therapie gebeten hatte, ich glaube, meine Eltern wussten sich und mir nicht mehr zu helfen, nachdem ich nach dieser in meinen Augen abrupten Trennung anfing, ein wenig sonderbar zu werden.

Ich kann mich an keine Zeit vor der Angst erinnern. Gerade so, als sei es ein Geburtsfehler, mit dem ich auf die Welt kam. Vor dem Tod fürchtete ich mich schon, bevor ich das Wort schreiben konnte. Damals war ich vier Jahre alt, wachte nachts weinend auf, sprang aus dem Bett, hin zu meinen Eltern ins Wohnzimmer, die auf dem Sofa saßen und mich erschrocken ansahen: Was hat sie denn? »Angst, dass ihr totgeht.« Wir nannten es nie sterben, immer totgehen. Als hätten wir den Zeitpunkt in der Hand, wann wir aufbrechen, dorthin, von wo noch niemals einer zurückgekommen ist. Als könnten wir selbst das Transportmittel wählen. Statt den metallic-blauen Ford Taunus meines Vaters zu nehmen, würden wir einfach fröhlich pfeifend zu Fuß gehen. Uns vorher noch ein paar Butterbrote schmieren und Hagebuttentee kochen für diesen letzten Ausflug. Als sei der Tod ein Wandertag. Meine Eltern versuchten mich immer auf die gleiche Art zu beruhigen, ach was, lächelten sie gequält, keiner gehe doch tot, alle seien doch da, sie saßen quicklebendig auf unserem Sofa und versuchten mich mit ihrer scheinbaren Unbekümmertheit anzustecken. Eine Weile blieb ich verschlafen bei ihnen sitzen, ein bisschen half das gelblich warme Licht der Stehlampe, ihre Stimmen, der Vanilletabakgeruch der Pfeife meines Vaters, seine Witze, der Schoß meiner Mutter. Aber wie soll man ein Kind trösten, das irrationale Ängste hat? Was sagen, außer dass doch alles gut ist? Nach einer Weile wurde ich zurückgeschickt ins Bett, es sei schon spät. Dort lag ich allein und war sicher: Meine Eltern haben selbst Angst, sie sagen es bloß nicht, weil sie die Erwachsenen sind. Es war nur ein subtiles Gefühl, eine Beunruhigung im Bauch, ich fühlte mich nicht automatisch beschützt durch die bloße Tatsache, dass ich das Kind und sie die Eltern waren, es brachte mir in diesen Nächten keine Geborgenheit, keine endgültige Sicherheit und keinen Vorteil, dass ich klein und sie groß waren. Wir waren alle eins, wir waren alle allein, und es gab niemanden über uns, der uns hätte beschützen und helfen können. Außer der liebe Gott. Das fiel mir eines Abends ein, als ich hellwach im dunklen Kinderzimmer lag und meine Schwester, mit der ich unsere ganze Kindheit und Jugend hindurch immer ein Zimmer teilte, bereits schlief. Ich stellte mir vor, wie jeder Mensch auf der Erde seinen eigenen Gott hat, der ungefähr einen halben Meter über ihm schwebt. Er trug keinen Rauschebart, er hatte keinen Heiligenschein, kein Gesicht, nicht mal einen Körper, er bestand nur aus hellem Licht. Von diesem Moment an begann ich, zu ihm zu sprechen. Ohne zu wissen, ob ich nicht genauso gut zu der Stehlampe im Wohnzimmer hätte sprechen können. Ob die Wirkung die gleiche wäre. Oder ob das, was da über mir schwebte, nur meine Schwester in der oberen Etage unseres Stockbetts war. Und selbst wenn es kitschig klingt: Vielleicht war das die Nacht, als ich zum ersten Mal Kontakt aufnahm zu meinem höheren Selbst. Wenn etwas höher ist als ich, dann hat es eine bessere Aussicht von dort, sieht mehr, hört mehr, weiß mehr und kann mich womöglich beschützen. Oder wenigstens rechtzeitig warnen.

## Das hat sie

Die Urangst in mir blieb, und während ich heranwuchs, wuchs sie proportional mit. Einmal übernachtete ich bei einer Freundin. Am Samstagabend auf dem Sofa ihrer Eltern bekam ich mitten während »Wetten, dass …« innere Unruhe. Die Mutter meiner Freundin hielt mir liebevoll die Hand, weil meine sie vorher darüber aufgeklärt hatte, dass ich »das« manchmal hätte. Mit »das« war die Angst gemeint. Lange Zeit sprachen wir immer nur oberflächlich darüber, ob ich »das« wieder gehabt hätte oder ob »das« noch mal gekommen sei. Ein andermal kam meine Tante aus Amerika zu Besuch und fragte mich unter vier Augen, ob ich »das« noch oft hätte, sie habe »das« doch auch schon mal gehabt. Sie wollte mir helfen, mir mitteilen, dass sie mich besser verstand, als ich glaubte, weil sie meine Ängste nachempfinden konnte. Damit ich mich damit nicht so allein fühlte. Dieses Nachempfinden unterstrich sie, indem sie Worte aufzählte wie Herzrasen, Panik und ein Wort, das die Frauen in unserer Familie erfunden hatten, Angstbauchweh. Es wird, seit ich denken kann, so selbstverständlich verwendet, als gebe es das tatsächlich, als würde es in jedem Duden stehen und als würde Angstbauchweh in keinem guten Haushalt fehlen.

Das vertrauliche Vokabular sollte dazu dienen, dass ich mich nicht so merkwürdig und ausgegrenzt fühlte mit meinen Symptomen, aber ich fand die Tatsache, dass wir gemeinsame Sache machten, noch schrecklicher als wenn es mein Geheimnis geblieben wäre. Wenn zwei Leute nicht schwimmen können, wer soll sie dann vor dem Ertrinken retten? »Das« konnte spätestens dann nicht mehr mein Geheimnis bleiben, als ich eines Tages im Landschulheim nach nur einer Nacht von meinen Eltern abgeholt werden wollte, wegen, nun ja: »das«. Alle Kinder lagen in den Betten und quasselten noch, und ich konnte weder schlafen noch bei ihren Späßen mitmachen, weil die innere Unruhe wieder da war, von der ich inzwischen schon wusste, dass es sich um anbahnende Panik handelte. Erst versuchte ich es zu verbergen und wurde einfach etwas stiller. Aber in der Stille hört man die Abläufe in seinem Körper noch deutlicher, hört das Blut in den Adern fließen, fühlt den eigenen Puls im Bauch, bekommt das Rauschen in den Ohren noch stärker mit. Manchmal befahl ich mir selbst Ablenkung. Es ist ein schmaler Grat zwischen Unruhe und dem Ausbrechen einer Panikattacke, manchmal gelang es mir. Im Landschulheim gelang es mir nicht. Irgendwann sagte ich mit weit aufgerissenen Augen in den Raum hinein, dass es mir schlecht ginge. Ein paar Kinder liefen zur Lehrerin, die wenig später an meinem Bett stand und auf mich einredete. Es sei doch alles super, und wir hätten doch so viel Spaß. Meine Eltern könnten nicht kommen, um mich zu holen, es sei ja auch bereits Abend. Daraufhin wurde auch noch der Pfarrer an mein Stockbett zitiert. Es war nicht sein Trost, der linderte, was nicht von außen zu lindern war. Es waren nicht Gebete, die mir halfen, es war nur eine Frage der Zeit. Nach einer Viertelstunde war die intensive Angst vorüber, ich schlief erschöpft ein. Und blieb wie alle anderen Kinder auch bis zum Ende der Klassenfahrt dort. Den Rest der Reise fühlte ich mich wie eine Kranke, hatte das Gefühl, die Kinder und die Lehrerin würden mich seltsam angucken, mich anders behandeln, mich meiden oder mit Samthandschuhen anfassen. Für nichts von all dem hatte ich Belege, aber ich fühlte mich wie ein einzelnes, schreckhaftes Reh in einer Herde stabiler, fröhlicher Kühe. Und nein, es ist keine Koketterie, ich fühlte mich nicht elitär oder besser, ein Reh zu sein. Ich hätte alles dafür gegeben, eine Herde zu haben. Auch wäre mir weitaus lieber gewesen, dieser Zwischenfall hätte zu Hause stattgefunden, nicht vor den Augen der Kinder, der Lehrer, des Pfarrers. Aber das genau ist der Punkt: Angst kommt selten zu Hause. Deshalb wird ihr von Eltern gern ein anderer Name gegeben, ein Name, der süßer klingt als Angst: Heimweh. Angst – oder Heimweh – kommt dann, wenn man sich von der Komfortzone entfernt. Oder einem die Komfortzone unterm Hintern weggerissen wird. Beides hat den gleichen Effekt: Du lernst dich, ob du willst oder nicht, von einer ganz anderen Seite kennen.

## Siehste, ist schon wieder weg

Es war wohl kein Zufall, dass ich mit zwölf Jahren im Theater neben meinem Vater eine Panikattacke bekam, nachdem sich meine Eltern getrennt hatten. Mein Vater war mittlerweile ausgezogen. Mit den Erinnerungen ist es komisch, manches lässt sich haarklein abrufen, als sei es gestern gewesen, unwichtige Details wie die beschriebene Kleidung, die ich trug. Andere, relevantere Dinge sind wie ausgelöscht. Es könnte damit zusammenhängen, dass man belastende Erlebnisse in einem Ordner im Hirn ablegt und den Ort der Ablage danach nicht mehr findet. Sich nicht mehr bewusst daran erinnert, unterbewusst aber schon. Deshalb fliegen einem manche Ordner wohl auch erst Jahre oder Jahrzehnte später um die Ohren. Wenn ein Schiff sinkt, wirft die Crew Gepäck über Bord, um das Schiff am Untergehen zu hindern. Manchmal werfen auch Menschen Erinnerungen über Bord, um sich über Wasser zu halten. Ganz genau erinnere ich mich daran: Ich sitze im Theater auf einem Platz Richtung Wand und werde unruhig. Ich kaue auf den Innenseiten meiner Backen rum, knibble mit dem Zeigefinger an der Nagelhaut meines Daumens, kann mich nicht entspannen. Es gibt keinen Grund, jedenfalls keinen äußerlichen, weder brennt die Hütte noch besteht irgendeine Gefahr. Es ist doch eigentlich ein schöner Anlass, dass wir mal zusammen im Theater sind, nichts, was wir häufig machen, es ist etwas Besonderes, etwas, worauf ich mich im Vorfeld gefreut hatte. Ich war entspannt. Und kurz darauf bedroht. An dem Abend im Theater schwappt meine diffuse Angst wie eine Welle unter den Sitzreihen hoch, steigt aufwärts, bis mein Kopf heiß ist und mein Atem so schnell geht, dass ich von meinem Sitz aufspringe. Das alles dauert nur ein paar Minuten, vielleicht Sekunden. Zeit und Raum verschwinden währenddessen, auch sind körperliche Bedürfnisse, wie auf Toilette zu müssen oder Hunger und Durst zu spüren, wie ausgeschaltet. Eine Beobachtung, die ich auch später noch machen werde. Bis dahin, bis ich aufspringe, hat mein Vater nichts bemerkt. Ich behalte es durchaus erst mal für mich, versuche auch, damit allein klarzukommen, unter Verschluss zu halten, was in mir für ein Sturm tobt. Es ist bereits dunkel im Saal, das Kammerspiel hat gerade begonnen, ich sage hektisch: »Papa, ich muss hier raus.« Mein Vater sagt: »Du bleibst jetzt hier.« Er drückt meine Hand. Ich glaube, er hatte von meiner Mutter gehört, dass ich in letzter Zeit schon ein paar solcher »Anfälle« gehabt hatte. Bei einem dieser Anfälle hatte meine Mutter gesagt, komm', wir gehen mal ein bisschen an die frische Luft. Sie hatte mich an die Hand genommen, in meinem Nachthemd auf den Balkon gestellt, in den dunklen Sternenhimmel gedeutet und gesagt: Guck' mal, Suse, wie weit der Himmel ist. Wir wussten ja beide nicht, dass die Weite mein Problem war.

Sicher meinte auch mein Vater es gut, es war seine Art der Rosskur, seine Antwort auf meine Angst, die wie ein Fragezeichen im Raum stand. Die Zeit bis zur Pause quäle ich mich wachsam angespannt durch meine Befindlichkeiten hindurch, horche hin, wie viele Schläge die Minute mein Herz schlägt, die eine Hand ans andere Handgelenk gelegt, um den Puls zu fühlen, die Beine im Wechsel ausgestreckt, um sicherzustellen, dass ich sie noch bewegen kann, ich noch halbwegs intakt bin. Dem Stück kann ich nicht folgen, bin abwesend, ebenso könnte ich ganz woanders sein. Interessant, dass ich heute nicht mehr sagen kann, wie das Stück hieß, geschweige denn, um was es ging. Blackout, leer, dumpf, hirntot. Obwohl ich mich doch sonst immer sehr detailverliebt an alles erinnern kann. Ich saß wie unter einer Glasglocke. Mit der Zeit wurde ich ruhiger, von Minute zu Minute, und von ganz allein. Wie die Panik kam, so ging sie wieder. Man macht so eine Episode immer mit sich allein aus, im Grunde kann man nichts tun, im Grunde muss niemand etwas tun oder sagen, nichts verkürzt sie, man muss sie vorbeiziehen lassen wie ein Gewitter. Sie ist eine Naturgewalt. Trotzdem hätte ich diesen Tsunami lieber allein in der Toilette des Theaters über mich wüten lassen. Nicht jeder empfindet das so, manche Menschen möchten fest in den Arm genommen, gehalten werden. Ich wollte bei jeder einzelnen Panikattacke immer nur eins: Mit mir allein sein, die verlorengegangenen Teile wieder einsammeln und mich in mir selbst einrollen. So abrupt die Panikattacke kam, so ging sie auch wieder. In der Pause standen wir draußen im Foyer zusammen an so einem Bistrotisch, ich trank einen Apfelsaft und mein Vater sagte: »Siehste, ist doch schon wieder weg.« Ich wusste, dass das nicht stimmt, aber ich nickte, um ihn zu beruhigen. Für mich war es, als sei die Wolke, die die Sonne verdeckt hatte, nur für den Moment weitergezogen. Aber sie würde wiederkommen, diese Vorahnung ließ mich nicht mehr los. Wenn man weg will und nicht kann, muss man aushalten, dort zu sein, wo man ist, und sich der Angst stellen. Das war vielleicht die Überlegung meines Vaters, der mir sicher helfen wollte, sie zu überwinden, indem er mich zwang, bei ihm und ihr sitzen zu bleiben. Von dem Tag an wählte ich nie wieder einen Platz ohne Fluchtweg. Nicht mal einen Schlafplatz ohne eingebauten Notausgang.

## Ich muss hier raus

Das Weggehen, das Endlich-wieder-allein-sein schien seit diesem Abend im Theater meine Rettung. Es gab mir das Gefühl, alles unter Kontrolle zu haben, weil ich eigenmächtig die Entscheidung getroffen hatte. Draußen, oder allein mit mir, konnte ich wieder Luft holen, mir versichern, alles ist in Ordnung. Selbst das, was nicht in Ordnung war. Wenn jemand neben mir sitzt oder liegt und behauptet, ich müsse keine Angst haben, läuten alle Alarmglocken. Der einzige Mensch, dem ich das abnehme, bin ich selbst. Ich bin wie ein Delphin beim Schlafen: ein Auge immer einen Spalt geöffnet. Sich für die Flucht statt den Kampf oder die Hingabe zu entscheiden, habe ich lange Zeit nicht hinterfragt. Als könne ich mit den Beinen der Gefahr entfliehen, von der ich sicher glaube, sie liegt im Außen. Wie oft entfernte ich mich selbst aus einem Umstand, einer Lage, und die Panik verschwand unmittelbar. Die Angst war immer vorübergehend. Vor ein paar Jahren blieb ich über Nacht bei einem Mann, sein Bett stand zur Wand. Ich bat ihn, mich vorne liegen zu lassen. Er schüttelte den Kopf, so etwas habe er noch nie gemacht, er würde grundsätzlich vorne liegen. Warum ich denn vorne liegen müsse, fragte er genervt, während er dann doch augenrollend zur Wand rutschte. ›Falls ich raus möchte.‹ Er: »Wohin denn?« Ich antwortete: »Einfach weg.« Vielleicht hätte ich mich nicht fragen müssen, wie ich wegkomme, und er mich nicht, wohin ich gehen möchte, sondern wovon ich weg will. Lange Zeit handhabe ich das bei jeder Bekanntschaft so zu Beginn, und noch heute fällt es mir schwer, bei jemandem zu bleiben. Bevor er die Augen geöffnet hatte, war ich weg. Dabei war das gar nicht mal so einfach, weil die Haustür von außen nicht zuzuziehen war, man brauchte dafür einen Schlüssel, was ich erst bemerkte, als ich mich bereits rausgeschlichen hatte, in seinem Treppenhaus stand und immer wieder die Tür ins Schloss warf, was so laut war, dass ich befürchtete, er würde meine Flucht bemerken. Ich spielte in meiner Panik, in der ich mir selbst immer am nächsten stehe, mit dem Gedanken, sie einfach offenstehen zu lassen, was soll's. Dann fiel mir ein, dass er ziemlich viel Kunst an den Wänden und Sneaker im Regal hatte. Er hätte mich umgebracht, wenn seine wertvolle Kunst- und Turnschuhsammlung gestohlen würde. Ich riss mit voller Kraft an der Türklinke und bekam es nach etlichen Versuchen doch noch hin, sie zu schließen. Bis er davon wach wird und feststellt, dass es seine eigene Tür gewesen ist, die den Knall verursacht hat, und dass die Frau neben ihm, die einen kleinen Knall hat, nicht mehr neben ihm liegt, bin ich über alle Berge, kalkulierte ich. Wieviel Energie ich dafür aufbrachte, nach nur drei Stunden Schlaf, erstaunt auch mich noch heute. Mein Leidensdruck muss hoch gewesen sein. Mich umzudrehen und weiterzuschlafen wäre denkbar bequemer gewesen. Aber das haben Fluchten wohl an sich: Sie setzen ungeahnte Kräfte frei. Und haben ein erklärtes Ziel: das, was man fürchtet, abzuschütteln. Oder aber zu verschwinden, bevor der andere sich aus dem Staub macht.

Diese Präventivmaßnahme habe ich früh perfektioniert. Schon, als ich mich das erste Mal heftig verliebte. Zwischen Flohmarktkisten, meiner alten Wiege und Winterreifen entdeckte ich die Kiste kürzlich mal wieder im Keller. »Tagebücher« steht drauf. Es sind mehr als 30 Hefte, Bücher in Chinaseide, angefangene Vokabelhefte und eins, auf dem Richard Gere als American Gigolo abgebildet ist. Mit dreizehn begann ich damit. Das erste Buch schenkte mir meine Schwester 1982 zu Weihnachten. Noch am selben Abend schrieb ich den ersten literarisch wertvollen Satz hinein: »Es ist 19 Uhr und ich sitze auf meinem Bett.« Und dann ging es ohne Punkt und Komma weiter:

*Wir haben schon beschert und ich habe 170 Mark und ziemlich*
*viel zum Anziehen bekommen. Von meiner Schwester habe*
*ich dieses Buch bekommen um es als Tagebuch zu benutzen.*
*Letztes Jahr war an Weihnachten noch Papa da doch der ist*
*ausgezogen und Mamas Freund ist dafür gekommen. Morgen*
*ist Feiertag und übermorgen auch danach gehe ich mit meiner*
*Freundin nach Frankfurt und kaufe mir eine Hose und noch*
*was.*

Offensichtlich waren das Schreiben und Klamotten meine
ganz eigene Therapie, um mit den plötzlich eintretenden
Veränderungen zurechtzukommen: Ich bettete das Schwere
zwischen Anziehsachen. Als ich vor ein paar Jahren das letzte
Mal umzog und mich von der Hälfte meiner Sachen trennen
musste, hatte ich vor, diese Tagebücher alle wegzuwerfen. Eine
Freundin feuerte mich an, es zu tun, ja, verbrenn' sie doch,
vielleicht am Osterfeuer, die Vergangenheit sei doch vorbei,
Ballast abzuwerfen würde mir sicher guttun. Erst mochte ich
die Idee auch, in einem Ritual alles in die Flammen werfen und
dann draufpinkeln, bis die letzte Glut erloschen ist. Ich tat es
dann doch nicht, blätterte darin herum und blieb an der Stelle
hängen, die mir mit siebzehn schon im Hals steckengeblieben
war.

*Montag, der 5.5.1986*
*Gestern Nacht, als ich schon fast schlief, war voll der Sturm*
*und ich habe totale Angst gehabt, dass die Welt untergeht oder*
*irgendetwas ganz Schlimmes, und dass ich nun sterben müsste*
*und den anderen Morgen nicht mehr erleben könnte. Aber*
*dennoch hatte ich auf einmal keine Angst mehr vorm Sterben,*

*nur noch davor, dass L. mich nie mehr sehen könnte und ich*
*ohne ihn sterben müsste. Heute Morgen war ich erstaunt und*
*erschreckt zugleich, dass ich noch lebe.*

Ganz schön viel Weltuntergang für eine Siebzehnjährige. Wenige Tage zuvor war die Katastrophe von Tschernobyl passiert.
Meine Mutter verzichtete auf Pilze zur Schweinelende, es gab
permanent Zucchini. Wenn es einen Geschmack gibt, den ich
mit damals in Verbindung bringe, dann ist es der von versal-
zenen Zucchini. Ich weiß nicht, wie oft ich in der Küche saß
und auf Zucchinischeiben auf meinem Teller geheult habe. Es
war eine Jugendliebe, die sich wie ein Super-GAU anfühlte.
Dezember 1987, Chicken McNuggets um vier Uhr morgens am
Frankfurter Hauptbahnhof zu schwarz verschmierten Augen.
Es ist Bestimmung, es ist Bestimmung. Ich lag auf dem Per-
serteppich bei Familie Birnbaum und fand während meines
Babysitter-Dienstes mit Hilfe einer Rückführung-in-vergan-
gene-Leben-Kassette heraus, dass er im Mittelalter mein Sohn
gewesen war, den ich allein an einem Bach spielen gelassen
hatte und der daraufhin von Rittern verschleppt wurde. Das
erklärte für mich ausreichend, warum ich ihn unmöglich loslassen konnte. Mehr brauchte ich nicht. Es war ja Bestimmung.
Danach rauchte ich eine Marlboro Light auf dem Balkon der
Wohnung im Frankfurter Westend, gab Otto eine neue Pulle
Apfelsaft, einen Gutenachtkuss, und machte meine Franzö-
sisch-Hausaufgaben. Je pleure, tu pleures, il/elle/on pleure.

## Love hurts

Als ich ihn das erste Mal sah, war ich gerade siebzehn geworden, trug ein Sweatshirt aus Nickistoff, Liberto-Jeans und kurkumafarbene Cowboystiefel. Er saß umgeben von einem Hofstaat am Lagerfeuer und hatte eine Patchworkhose aus Samt an. Er sah darin aus wie ein Harlekin, was mich erstaunlicherweise nicht davon abhielt, mich in diesem Moment in ihn zu verlieben. Er guckte mich eine halbe Sekunde zu lange an, von da an trug alles seinen Namen. Bei unserem ersten Date gingen wir in ein Steakhaus. Er sagte zu dem Kellner, er solle sich mal ein anständiges Deo kaufen, und ich lachte verlegen über seinen Mut. Danach Spätvorstellung, 9 ½ Wochen, und erste Küsse. In den Jahren, die danach kamen, sah ich den Film mit Kim Basinger und Mickey Rourke bestimmt zwanzigmal. Wie konnten aus 9 ½ Wochen eigentlich neun Jahre werden? Als er mich das erste Mal mitnahm, in seine Einzimmerwohnung, lag neben seinem Bett ein Vokabelheft. Apple/Apfel stand da drin, und tree/ Baum. Im Bad hing ein weißer Frotteebademantel mit einer Micky Maus auf dem Rücken. Er sagte, er werde jetzt den Führerschein machen, damit er immer zu mir fahren kann. Nach dieser Nacht lief ich am anderen Morgen wie ferngesteuert in die Fremdsprachenschule, er sagte beim Abschied: »Lern schön brav.«

Ich hatte mir für die erste Liebe nicht den idealen Sparringspartner ausgesucht, aber ich hatte ihn gewählt unter allen. Und dafür gab es einen Grund: was er in mir auslöste, kam mir irgendwie vertraut vor. Das war mir als Jugendliche natürlich so nicht bewusst, aber heute weiß ich, sich Menschen auszusuchen, die nicht gut für einen, die nicht erreichbar sind, die nicht wirklich zur Verfügung stehen, ist eine wirkungsvolle Maßnahme. Sie ermöglicht einem zweierlei: das schlechte Bild, das man von sich selbst hat, lässt sich aufrechterhalten. Man benutzt dieses Selbstsabotage-Programm als äußere Bestätigung, wie einen Spiegel, in den man immer wieder schaut und sieht, es nicht wert zu sein. Und zweitens: Die Methode vereitelt Nähe. Nähe jagte mir noch mehr Angst ein als eine Reaktorkatastrophe. Nähe hätte ich ohne Panikattacke nicht geschafft.

Zwei Jahre später ließ er ein T-Shirt bei mir zurück. Auf dem Rücken des schwarzen Shirts war das ägyptische Horus-Auge, das magische Symbol gegen den bösen Blick. Es war der Morgen nach dieser besoffenen Nacht, als Deutschland 1990 im Endspiel gegen Argentinien Weltmeister wurde. Wir hatten auf einem Tresen gestanden, getanzt, gegrölt, gestrahlt. Er fiel irgendwann vom Tresen, schlug auf und blutete am Rücken. Wir sind laut lachend zu einer Ambulanz getorkelt. Seine Klamotten waren nass, vom Bier, vom Schweiß, vom Brunnen vor der Alten Oper, in den er gesprungen war. Nachts lag er mit einem großen Pflaster auf seinem Rücken neben mir auf dem geliehenen Futon der Birnbaums. Am anderen Morgen zog er eine Levi's und ein weißes T-Shirt von mir an. Er stand barfuß auf dem fleckigen, taubenblauen Teppich vor dem Spiegel in meiner Einzimmerbude, beugte sich zu mir runter, und der randvolle Aschenbecher kippte auf das weiße Bettlaken. Die grünen Saristoffe aus Delhi als Vorhänge, die schwarze Buddhafigur vom Flohmarkt auf dem Fensterbrett, wir waren Weltmeister, und ich hörte Moments In Love (Beaten) von Art of Noise in Endlosschleife. Ich erinnere mich an das David-Bowie-Konzert in der Frankfurter Festhalle, wie ich dort mit dem Schlüssel zu seiner Wohnung in der Hosentasche stand, »Rock'n'Roll Suicide« hörend und wissend: Ich habe seinen Schlüssel in meiner Hand. Als ich seine Tür aufschloss, kam ich mir vor wie eine Einbrecherin. Im Bad schaute ich mir seine Zahnbürste an, roch an seinem Handtuch, schlief ein, bis er vom Arbeiten nach Hause kam. Morgens schlich ich mich aus seinem Bett. Als ich wieder zu mir kam, saß ich allein in der S-Bahn in meinen verrauchten Klamotten, hörte auf meinem Walkman Sinead O'Connors »Nothing Compares to You« und wusste nicht mehr, warum ich eigentlich von ihm weggegangen war.

Ich hätte alles für ihn getan, weil ich wusste, dass es dazu nie kommen würde. Drei Uhr nachts, und er fragt: »Willst du mit mir alt werden?« Ich sage Ja, und er glaubt es mir nicht. Bis es so weit war, ließ ich mir auf meinem linken Oberarm einen Panzerknacker tätowieren, der auf der Flucht war. Die Scheine flogen aus seinem Geldsack, während er rannte. »Da muss ich wohl einen Blackout haben!«, sagte er ein paar Tage nach seinem Liebesgeständnis und lachte das Lachen, das ich so hasste. Von da an hieß er bei meiner Freundin und mir nur noch Kohl, wie der Altkanzler. Wir fuhren nach Holland ans Meer, schliefen in ihrem Polo auf einem Parkplatz in Scheveningen. Zum Einschlafen hörten wir eine Rüdiger Dahlke Affirmations-Kassette »Die Niere – das Partnerorgan«: »Die Nieren repräsentieren im menschlichen Körper den Partnerschaftsbereich. Das, was uns fehlt, ist unser Schatten, den wir nicht kennen. Wir müssen das, was uns fehlt, über den Umweg des Außen suchen und finden, obwohl es in Wirklichkeit immer in uns ist. Das, was wir an einem anderen Menschen lieben oder hassen, liegt letztlich immer in uns selbst. Wir finden das andere Geschlecht attraktiv, weil es uns fehlt. Wir haben oft Angst vor ihm, weil es uns unbewusst ist. Alle Schwierigkeiten, die wir mit unserem Partner haben, sind Schwierigkeiten, die wir mit uns haben ...«

Nachts wachte ich in der engen Karre meiner Freundin auf, weil ich Schwierigkeiten mit mir hatte, Rücken und Herz, alles tat mir weh. Ich pinkelte in den Sand, guckte aufs rabenschwarze Meer und dachte: mein Schatten fehlt mir trotzdem. Warum ich immer morgens gleich nach dem Aufwachen von ihm fortgegangen bin, weiß ich heute: Ich wollte schneller sein als er. Ein einziges Mal blieb ich nach so einer Nacht bei ihm, flüchtete nicht. Wir hatten geschlafen bis zum Nachmittag. Am Abend gingen wir in ein Chinarestaurant auf der Kaiserstraße, und er sagte: »Iss nicht so viel Reis, das macht so satt.« Wie konnte ich so gottverdammt jung sein? Nach dem Chinarestaurant bin ich wieder mit ihm nach Hause, wir lagen in seinem Bett und haben Alien geguckt, er aß Chips und fragte, ob es nicht zu laut sei, sein Chipsessen. Die Action-Heldin Sigourney Weaver war unantastbar stark und groß, und ich kam mir neben ihr und ihm vor wie ein kleines Wesen aus einer fremden Galaxie. Im Kühlschrank würde Bananensaft stehen, weil du den doch magst, sagte er, und brachte mir Wasser in der Nacht, weil ich meinte, ich verdurste. Sein Shirt mit dem Auge habe ich Tag und Nacht getragen. Stolz, ein Teil von ihm auf meiner Haut zu haben. Als ich anfing, mich nicht mehr im Spiegel zu ertragen, habe ich es in einen Umschlag gesteckt und ihm mit der Post geschickt. Der Umschlag kam mit der Post zurück, zweimal. Ich bin in meinem orangefarbenen Opel Rekord mit dem abgefallenen Auspuff vor den Club gefahren, habe ihn dem Türsteher in die Hand gedrückt und gesagt: »Hier, gib ihm das bitte!« Er hat mich mitleidig angeschaut: »Aber er ist auch da, willst du nicht reinkommen und es ihm selbst geben?« Nein, ich möchte ihm nichts geben, nie wieder möchte ich ihm was geben. Ich habe überall geheult, im Taxi, im Dorian Gray, in der U-Bahn, in der B-Ebene, im Kaufhof, im Schwimmbad, in der Schule, unterm Solarium. Beim Gehen, Stehen, Essen, selbst im Schlaf. In jenem Sommer fuhr ich mit meiner Mutter und ihrem neuen Mann in die damalige DDR, ich saß zwischen fremder Verwandtschaft im Garten und aß ein Stück Kuchen. Ich hätte schwören können, er sitzt neben mir. Dazwischen gab es Wochen, in denen ich ihn nicht sah, es gab Monate, in denen ich vermied, ihn zu treffen. Jahre, in denen ich ins Ausland oder Umwege ging, um nicht zufällig wieder morgens in seiner Neunzigerjahre Mickey-Rourke-Maisonette-Wohnung aufzuwachen. Es ging so lange so weiter, bis ein anderer kam, der sagte, wir sollten heiraten und Kinder kriegen. Wenige Tage nach dieser Offenbarung sah ich an einer Fassade in Frankfurt ein Plakat hängen, auf dem stand »Pack alles ein, lauf um dein Leben, stirb nicht aus Liebe«. Mein Fluchtmotiv war selten zu wenig Liebe. Ich packte alles in einen Koffer und eine Plastiktüte, floh bis nach Hamburg und kehrte nie wieder zurück in meine Heimat. Erst als ich von einem anderen schwanger wurde, hörte die Flucht auf. Es gab kein Entkommen mehr, und ich atmete endlich aus.

## Mein eigener Fluchthelfer

All jene Situationen, die eine bestimmte Zeit meiner Anwesenheit ohne Unterbrechung voraussetzten, fand ich bedrohlich. Dazu gehörten nicht nur sich anbahnende Beziehungen oder Theaterabende, auch ein harmloses Fünf-Gänge-Menü konnte Freiheitsberaubung sein. Mir kam das immer vor wie ein Vertrag, den ich vorab unterzeichnet hatte: Ich bleibe hier bis zum Ende. Ich wollte aber vielleicht gar nicht bis zum Ende bleiben, ich wollte eventuell nach dem ersten Akt, nach einer Nacht oder dem zweiten Gang bereits verschwinden. Italien stellte in dieser Hinsicht schon immer eine große Prüfung für mich dar. Mir reicht ein Teller Pasta, ich möchte nicht das ganze Primi-Secondi-Dolci-Brimborium aussitzen müssen. Allein der Gedanke an die aufgezwungene Dauer des Restaurantbesuchs macht mir Bauchschmerzen. Und es hat nichts mit der Menge der Nahrung zu tun, nur mit der Menge der auf mich einströmenden Eindrücke in der freien Wildbahn, die ich nicht so gut verdauen kann. Und damit, dass jemand von außen entscheidet, was, wie viel und wie lange für mich richtig ist. Es gibt ja äußere Freiheit und innere Freiheit. Die innere ist ein Zustand, in dem es möglich wäre, seine innewohnenden Anlagen ohne Erwartungen, Zwänge, Konventionen, Moralvorstellungen von außen zu nutzen. Aber auch ohne die eigenen inneren Zwänge und Vorstellungen stattdessen souverän auszuwählen und zu bestimmen. Souveränität ist Selbstbestimmung.

Man könnte annehmen, dass auch Flugangst etwas für mich sei, aber Fehlanzeige. Ich mag es zu fliegen, selbst dann, wenn ein Transatlantikflug ja auch voraussetzt, eine bestimmte Zeit zu verharren, nicht selbst frei bestimmen zu können, wann ich genug habe. An Bord einer Maschine hoch oben über den Wolken wollte ich noch nie raus, noch niemals hat man mich über den Anden oder dem Ruhrpott an die Tür eines Airbus klopfen sehen. Dem Kapitän gebe ich mich hin, ohne Valium, ohne Rotwein, ohne Panik. So weit hin, dass ich sogar meinen ersten Beruf daraus machte und Stewardess wurde. Ich glaube, der Grund, warum ich von all den Ängsten nicht an Flugangst leide, könnte damit zu tun haben, dass der Kapitän etwas beherrscht, was ich nicht selbst kann. Ich stelle nicht in Frage, dass er das Richtige tun wird, fühle mich auch nicht ausgeliefert, sondern kann loslassen, die Verantwortung abgeben, mich hingeben. Im Grunde auch so ähnlich wie im Fond des Fords sitzen und Kassette hören. Fliegen ist für mich deshalb wie Wellness. Wäre ich jedoch auch in der Lage, ein Flugzeug zu steuern, würde ich sicher immer selbst im Cockpit sitzen wollen und nie wieder eine andere Person an den Steuerknüppel lassen.

Aber was, wenn man sucht und sucht und sucht, was da draußen die Schuld tragen könnte am eigenen Unwohlsein, an der eigenen Freiheitsberaubung, und nicht bemerkt, dass die Antwort die ganze Zeit auf dem eigenen Buckel sitzt und mitläuft? Was, wenn die Gefahr gar nicht im Außen ist, wenn man sie unbemerkt die ganze Zeit in seinem Rucksack hat? Das ist so wie die Legende vom Moschusochsen, der sich immerzu wie verrückt um seine eigene Achse dreht, auf der Suche nach dem betörenden Duft, weil er nicht erkennt, dass dieser Duft aus ihm selbst kommt. Das meiste, das ich befürchte, kommt aus mir selbst. Wann immer ich flüchtete, flüchtete ich vor mir. Im

Theater dachte ich, das Rausgehen aus dem Saal würde Abhilfe schaffen; im Bett bei dem Mann mit der Sneaker-Sammlung glaubte ich, die morgendliche Flucht würde gegen meine Angst vor Nähe helfen; in Frankfurt brach ich die Zelte ab, um Intimität zu entkommen; auf Kreta nahm ich an, der Heimflug sei die Rettung. Ich habe mich wie eine Puppe aus der Kulisse gehoben, als sei das Leben bloß eine Probe, die Mitmenschen nur Staffage. Und tatsächlich ist diese Vorgehensweise ein vorübergehendes Mittel, die akute Angst zu lindern. Nebenwirkung dieses Mittels ist nicht nur Einsamkeit, es wirkt auch einfach nicht lange. Dient nur dazu, kurz Luft zu holen, wie eine Pause zwischen dem ersten und dem zweiten Akt. Aber im Grunde wusste ich, dass der Vorhang noch lange nicht gefallen war.

## Die fehlende innere Sicherheit

Manchmal lässt sich eine bevorstehende Panikattacke tatsächlich noch abwenden, es gibt banale Tricks, die man mit der Zeit lernt, wie zum Beispiel unter einem Vorwand den Raum verlassen, um sich wieder einzuorden und das eigene Zentrum zu finden. Oder man trinkt sehr schnell ein Glas Wasser, um den leeren Raum im Inneren wieder aufzufüllen. Oder isst etwas, um sich zu erden. Auch um auszuschließen, dass Hunger oder Unterzuckerung zu Symptomen führt, die wiederum Anlass für Besorgnis wären. Außerdem hat man mit der Zeit ein Repertoire an Atemtechniken und persönlichen Maßnahmen zur Hand, wie beispielsweise das eigene Fahrrad als Gehhilfe zu missbrauchen. Diese Tricks werden vor allem dann relevant, wenn sich die äußeren Umstände und Abläufe ändern, die sonst für Sicherheit gesorgt haben. Menschen wie ich, die sensibel und bevorzugt mit Panik auf solche Abweichungen vom Alltag reagieren, brauchen Rituale, an die sie sich halten können. Sonst geht die innere Stabilität flöten, und die Gefahr einer Panikattacke steigt. Auf Reisen lässt sich auf diese Tricks nicht immer zurückgreifen, jedenfalls auf den mit dem Rad nicht. Wenn ich reise, ist für mich zum Beispiel das Wichtigste, dass ich mich erst mal akklimatisieren kann, nicht gleich um mich herum Remmidemmi herrscht, vor allem bei Fernreisen. Dazu gehört, dass der Ort, der zum Essen am ersten Abend gewählt wird, am besten in unmittelbarer Nähe des Hotels liegt. Nicht, weil ich faul bin, sondern weil ich zu Beginn den Radius klein halten möchte, meine Seele sich erst langsam daran gewöhnen muss, nun an einem anderen Ort gelandet zu sein als zwölf Stunden zuvor. Der Körper trifft ja meist zuerst und nicht immer zeitgleich ein mit den anderen, weniger grobstofflichen Anteilen eines Menschen. Als ich einmal meinen damaligen Mann, der in New York arbeitete, dort besuchte, überfiel er mich direkt nach der Landung mit einer Reservierung in einem tollen Restaurant, was natürlich supernett gemeint war. Ich aber hätte den Abend lieber auf dem Hotelzimmer verbracht. Er verstand das nicht: »Du bist doch in New York City!« Wir gingen also in das Lokal, auch hier steckte vermutlich die Idee der Robustierung dahinter: Ach komm schon stell dich nicht so an, du schaffst das schon. Quatsch, vermutlich steckte einfach der nachvollziehbare Wunsch dahinter, eine Frau zu haben, mit der man essen gehen kann, ohne vorher im Stuhlkreis eine Therapiesession machen zu müssen. Komm schon, sagte nicht nur er, auch ich sagte es zu mir. Wir redeten also beide auf mich ein. Solche Motivationen funktionieren nur leider nullkommanull: Mit dem Verstand lässt sich nichts machen. Das hat schon nicht funktioniert, als ich vier war (»Aber du musst doch keine Angst haben!«), noch funktionierte es bei einer Vierzigjährigen. Wer sich jetzt fragt, was denn die richtige Reaktion gewesen wäre, wie er hätte Anteil nehmen sollen, wie man korrekt mit jemandem umgeht, der so wackelig wirkt, wie ich es tat, kann ich nur sagen: Es gibt kein richtig. Hätte er sich darauf eingelassen, Rücksicht genommen auf meine nicht realen Ängste, und wir hätten uns auf dem Hotelzimmer mit einem Club-Sandwich verschanzt, hätte das nichts an meiner Angst geändert. Dann wäre sie eben ein anderes Mal aufgetaucht, an einem anderen Tag und Ort. Sich bewusst über meine Angst hinwegzusetzen, so wie damals mein Vater im Theater, um mir zu helfen, mich auch über sie hinwegzusetzen, hatte aber auch nichts daran geändert. Solange die Entscheidung nicht aus dir selbst herauskommt, sie sich nicht ihren Weg bahnt, bis es keine andere Richtung mehr gibt, solange sie sich nicht aufbäumt, dir nicht brutal das Herz zersprengt, so lange wird sich nichts verändern. Niemand von außen kann helfen, diese Entscheidung zu treffen, niemand von außen kann den Zeitpunkt beeinflussen oder den ersten Schritt gehen. Es braucht manchmal Jahre und Katastrophen, bis es so weit ist.

Ich saß also wenig später doch in dem Restaurant, fummelte nervös an der Stoffserviette und dem Weißbrot rum, sah immer wieder auf die Uhr, um zu kontrollieren, wie spät es denn nun in Deutschland war, und ob ich nicht längst vor Müdigkeit kollabieren müsste. Auch hier wieder interessant, dass ich mehr Wert auf äußere Indizien legte als in mich hineinzuhören. Die Uhrzeit hatte mehr Autorität als meine innere

Uhr, als mein tatsächliches Befinden, vielleicht ging es mir gar nicht schlecht, vielleicht war ich gar nicht so geschlaucht vom Flug, ich kam nur nie dazu es rauszufinden, weil die Idee von meiner Verfassung stärker war als die Realität. Dem Geist ist es jedoch wurscht, ob etwas real oder völlige Phantasie ist. Er nimmt, was er kriegt. Ein Grund mehr, einen Reality-Check zu machen, präzise auf das zu achten, was wirklich vor sich geht und wie unsere Gedanken dazu sind. Im Englischen gibt es eine Analogie zu FEAR: False Evidence Appearing Real. Also übersetzt: Falsche Evidenz, die real erscheint. Evidenz bezeichnet das dem Augenschein nach unbezweifelbar Erkennbare. Zweifel sind im Zustand von Angst allerdings durchaus angemessen, komischerweise nehmen wir Angst aber meist als einen Status hin, der nicht in Frage gestellt wird. Und übersehen, dass diese Angst optional ist.

Wir nahmen lieber ein Taxi zurück, denn das Gehen hätte Unsicherheit provozieren können. Hätte, nicht dass es dafür in dem Moment etwa bereits Anzeichen oder einen Beweis, eine Evidenz gegeben hätte. Und nein, das sagte ich so nicht. Auch vor mir selbst sagte ich das so nicht mal. Panik ist viel subtiler, sie schiebt gerne Ausreden vor wie Müdigkeit, Kopfschmerzen, dicke Füße. Kaum waren wir wieder in der Hotelzimmer-Festung, ging es mir blendend, und ich wurde putzmunter. Am anderen Tag tauschten wir dann auf meinen Wunsch das Zimmer, weil wir so weit unten nicht genug Licht hatten, befand ich. Wir bekamen eins im 21. Stockwerk, es war größer, toller, teurer, und ich gezwungen, nun aber glücklich zu sein. In Wahrheit machte ich mir im Kopf weitere fünf Nächte Gedanken, wie wir da oben evakuiert werden sollen, wenn es brennt. Und hämmerte mir die Skizze des Fluchtwegs ein.

## Weitere Zutaten für eine gelungene Panikattacke

Nicht immer habe ich die Wahl eines Restaurants in der Hand, beispielsweise auf Geschäftsreisen. Und auch wenn ich heute nicht mehr unter Panikattacken leide, spüre ich immer noch, wie wichtig mir dieser Punkt ist. Vor allem auf Fernreisen, wenn noch Jetlag hinzukommt. Als ich letztes Jahr geschäftlich nach Japan reiste, las ich mir vorher sehr genau auf dem Programm durch, wo das Dinner am ersten Abend stattfinden würde. Auch rechnete ich aus, wie viel Zeit mir bleiben würde zum Ausruhen nach dem langen Flug, bevor es weiterging zum Restaurant. Das sollte nur wenige Gehminuten von unserem Hotel entfernt liegen. Gut so, dachte ich. Leider hatte ich nicht damit gerechnet, dass unser Gepäck auf dem Weg von Paris bereits verlorenging und meine Kollegen und ich noch eine Stunde am Flughafen in Tokyo aufgehalten wurden, um das Malheur zu klären. Wir hatten also keine Koffer, demzufolge auch weder eine Zahnbürste noch eine frische Unterhose. Wir kauften in der Transitzeit in einem Flughafenstore das Nötigste, was uns weitere dreißig Minuten kostete. Bei der Ankunft in Kagoshima wartete kein Fahrer auf uns, wir mussten den öffentlichen Bus nehmen, der ewig über Land fuhr. Kurz: Als ich auf dem Hotelzimmer ankam, blieben mir zur Erholung nach diesen Strapazen genau zehn Minuten. Das alles (Stress, knappe Zeit, Jetlag, Zeitumstellung, Adrenalin, nur eine einzige Unterhose, Müdigkeit, Hunger, infolgedessen Unterzuckerung, Sorge, wann das Gepäck eintrifft, fremde Umgebung, fremde

Sprache, fremde Menschen, Ungewissheit, was alles auf mich zukommt) sind Zutaten, die eine Panikattacke triggern können. Auch wenn das nicht alles bewusst abläuft, selten steht man ja an der Hotel-Rezeption und hyperventiliert, es sind eher viele sehr kleine Einzelteile, die das Unterbewusstsein registriert, beobachtet und unter Umständen zu einem großen Ganzen zusammenfügt: aufsteigende Panik. Vermutlich hätten diese vielen Details auch früher dazu geführt, aber zu dem Zeitpunkt war ich längst in einem robusten Zustand, so dass ich die Rundreise genießen konnte. Selbst dann, als ich mich an einem Nachmittag in Tokyo allein in einer Gegend verlief, in der ich der einzige Westler war, niemand mehr Englisch sprach und es in jedem Restaurant nur noch Gerichte gab, die Schweinebauch enthielten. Ich setzte mich in eine der Buden, bestellte pantomimisch eine Cola und eine Suppe ohne Schwein und hatte nicht die geringste Befürchtung, den Weg zurück zu finden oder Panik zu bekommen. Im Feierabendverkehr fuhr ich zu unserem Hotel, ließ mich von einem Schaffner in den Bahnwaggon schieben, und während alle Mitreisenden an ihrem Handybildschirm klebten, fiel mir ein japanisches Sprichwort ein: Schicke das Kind, das du liebst, auf Reisen.

Im Nachhinein sehe ich nun deutlich, was einer der Unterschiede war zu meinen nicht robusten Phasen: mein Blick auf mich selbst. In meiner Selbstbetrachtung lag immer so viel Misstrauen mir selbst gegenüber, ich traute mir körperlich so wenig zu, sah mich als etwas Zerbrechliches. Etwas, das nicht in der Lage ist, nach einem Langstreckenflug noch um die Häuser zu ziehen, etwas, das mindestens acht Stunden Schlaf braucht, um zu funktionieren, etwas, das regelmäßig gut essen muss, um nicht aus den Latschen zu kippen, etwas, das nicht frieren darf, keinen Zug abbekommen darf, das vertrocknet, wenn es nicht rechtzeitig Wasser bekommt. Also im Grunde eine Mimose oder ein zugempfindlicher Rittersporn. Was aus heutiger Sicht noch weniger nachvollziehbar ist, denn ich war früher, als ich Panikattacken hatte, doch noch jünger als heute, fit, gesund, ich litt an keinem körperlichen Gebrechen, hatte keine Nahrungsunverträglichkeit, keine lebensbedrohliche Allergie. Ich war auch damals durchaus schon stabil. Nur sah und spürte ich es nicht. Ich behandelte mich selbst wie eine überfürsorgliche Mutter, die stets im Auge hat, dass das Kind ausreichend isst und ruht. Die Frage, die ich mir heute stelle, ist, ob das vielleicht gar nicht so dumm war? Wer eine Panikstörung hat, muss nämlich tatsächlich mehr als andere Personen auf diese Dinge achten, damit die Ängste nicht das Ich kapern: Regelmäßigkeit, Ruhe und Routine sind dabei wichtige Werkzeuge. Und ganz wichtig: Freundlich zu sich selbst und der Angst sein. Es gibt im amerikanischen Sprachgebrauch ein wirkungsvolles Akronym und Frühwarnsystem, das sich HALT nennt: The Dangers of Hunger, Anger, Loneliness and Tiredness. Die Gefahren von Hunger, Wut, Einsamkeit und Müdigkeit. Ein Augenmerk auf diese Grundgefühle zu legen ist ein guter Kompass und psychologisches Werkzeug, auf sich zu hören, für sich zu sorgen und Stressoren rechtzeitig auszuschalten. Vermutlich habe ich das damals, zum Zeitpunkt der Panikattacken besonders gebraucht, intuitiv gespürt, dass ich mich noch ein bisschen um mich und die Angst kümmern muss. Angst muss nicht weggewischt werden, man muss ihr Zeit, Raum und ein Glas Wasser geben. Wie einem Kind, dem man zuhören muss, wenn es weint, nicht einschlafen kann oder Angst hat. Angst darf sein. Auch heute achte ich auf meine Bedürfnisse, sorge gut für mich, aber ich drehe nicht durch, wenn es Abweichungen im Ablauf gibt, reagiere nicht mit kopfloser Panik, sondern mit Besonnenheit. Das Wort Selbstfürsorge ist ja sehr angesagt, aber man muss ein Auge darauf haben, wenn die Selbstliebe kippt und man sich selbst nur noch in Watte packt. Das schönste Geschenk konnte man mir machen, wenn auf Reisen das Restaurant am ersten Abend direkt im Hotel lag. Nur die Treppen rauf, und ich wäre in Sicherheit. Noch besser: heiß duschen, ein Sandwich aufs Zimmer bestellen, im Schlafanzug auf dem Bett essen, bisschen Fernsehen gucken, schön früh schlafen und erst am anderen Morgen mit der wiederhergestellten inneren Sicherheit und Stabilität der fremden Stadt in die Augen schauen. Als ich Stewardess war, gingen die Kollegen lieber sofort los, die Stadt erkunden, an die Plätze, die sie vom letzten Umlauf kannten, in nervig laute Jazzkeller und Bratküchen, während ich oft einfach den Room-Service bemühte. Aber nimmt man innere Sicherheit nicht überall mit hin, ist sie nicht transportfähig, wird unterwegs schlecht und kippt wie Milch? Ja, das tut sie bei manchen Menschen. Und es braucht Selbststudium und Geduld, um sie haltbar zu machen. Das geschieht sicher nicht innerhalb eines Monats, aber es ist machbar. Ich bin der schönste Beweis.

## In der Selbstgesprächstherapie

Dinge wie Entfernungen zum Restaurant oder sonst wohin sind dennoch alles nur Kleinigkeiten, Methoden, die man im Laufe des Lebens entwickelt, um die Ausweitung des Dramas einzudämmen, die Angst im Zaum zu halten. Es ist ein Rumschrauben an den Symptomen, nicht an den Ursachen. Und während man das geschickt tut, weiß man im Grunde immer, dass die schmutzigen Klamotten nur kurzerhand alle in den Schrank gestopft wurden, bevor der Besuch kam, und der Dreck nur unter den Teppich gekehrt wurde, anstatt ihn zu beseitigen.

Nicht aus jeder generalisierten Angststörung entstehen Panikattacken. Sie sind vielmehr die Spitze des Eisbergs, darunter liegt meist noch mehr. Sich dem Verborgenen zu stellen, den ganz persönlichen Ängsten ins Gesicht zu blicken, unter den Teppich zu gucken erfordert Mut. Die Panik verwandelte sich im Laufe meines Lebens durchaus, sie veränderte sich so wie auch ich mich veränderte, sie ist mitnichten statisch, während sich alles um einen permanent wandelt. Anfangs, als ich noch ein Teenager war, wusste ich nicht, was vor sich geht, was ich habe, an was ich leide. Es war ein körperliches, ein somatisches Erlebnis, das sich furchtbar anfühlte. Es war kopflos. Nichts, was ich vom Intellekt her verstehen oder steuern konnte. Panik tobt sich auf körperlicher Ebene vor allem aus, solange wir noch nicht durchdrungen haben, dass mehr hinter unserer Angst steckt als ein schwacher Kreislauf. Ich sehe es heute als ein leichtes Räuspern des Körpers, damit man ihm zuhört, der Sache endlich Aufmerksamkeit schenkt. Obwohl dieses Räuspern sich anfühlt wie ein Erdbeben. Solange etwas nicht körperlich fühl- und sichtbar ist, haben wir Menschen ja die Angewohnheit, so zu tun, als sei nichts. Kaum ein Satz ist heute öfter zu hören als »Alles gut«. Er wirkt wie ein Schutzschild, damit keiner weiter fragt, nicht mal man selbst. Oft wird Panik getriggert, ohne dass man mitbekommt, durch was. Es ist eher ein unbewusster Prozess, der nicht willentlich zu beeinflussen oder zu unterbrechen ist. Ein Phänomen, von dem wir annehmen, es sei ausgelöst durch eine wirkliche Gefahr von außen. Später, mit der Zeit, dem Wissen, der Erfahrung, wurden meine Ängste intellektueller, ich verstand, warum sie auftraten, verstand, dass sie nicht von einer wirklichen Gefahr im Außen ausgelöst wurden. Ich konnte anders auf sie reagieren, bekam selbst während einer Panikattacke mit, wie absurd es ist, was da gerade geschieht. Ich war wach, war Opfer und Täter, Beobachter und Betroffener. Manchmal sogar Beobachter des Beobachters. Aber mein messerscharfer Verstand half mir nicht die Bohne.

Als klassische Behandlung kommen für die generalisierte Angststörung Psychotherapie oder Medikamente, vor allem sogenannte selektive Serotonin-Wiederaufnahmehemmer infrage. Ziel beider Behandlungen ist es, die Angst auf ein erträgliches Maß einzudämmen. Benzodiazepine wiederum sind Medikamente, die sehr schnell beruhigen; sie können zwar kurzfristig helfen, sollten aber nur in absoluten Ausnahmefällen verordnet werden, weil sie, im Gegensatz zu den anderen Medikamenten, abhängig machen können. Das machte mich unruhig, und ich merkte, dass ich einfach zu viel Angst habe vor Pillen mit Inhaltsstoffen, deren Namen ich nicht aussprechen und deren Nebenwirkungen ich nicht kontrollieren kann. Ich habe ja sogar Angst vor einer Aspirin, und das nicht erst, nachdem Gwyneth Paltrow mal in einem Interview behauptete, eine Schmerztablette habe die Wirkung einer Nuklearbombe für den Körper. Die Recherche war daher nicht von langer Dauer. Ich beschloss, mich auf den Weg zu machen und meinen Ängsten auf die Schliche zu kommen, anstatt sie einzudämmen. Was ich aber an dieser Stelle unterstreichen möchte: Angst ist eine sehr persönliche Angelegenheit, jeder braucht etwas anderes; was für den einen ein Segen ist, ist für den anderen ein Desaster. Das ist wie mit kochendem Wasser: Eier macht es hart, Kartoffeln weich. Es ist gut, dass wir so viele Möglichkeiten haben, um aus all diesen Angeboten etwas herauszusuchen, was zu uns passt. Nichts ist schlechter oder besser. Gut auch, dass es Medikamente gibt, die dabei helfen können. Sie waren einfach nur nicht meine Wahl.

Es gibt zum Beispiel die kognitive Verhaltenstherapie. Zum Verhalten eines Menschen gehören nicht nur die von außen sichtbaren Handlungen, sondern auch seine Gefühle, Gedanken und körperlichen Vorgänge. Verhaltenstherapeuten glauben, dass Verhalten hauptsächlich etwas Erlerntes ist. Man kann also seine Denk- und Verhaltensmuster auch wieder verlernen. Und vielleicht neue, bessere, hilfreichere lernen. Oder alte Muster überschreiben mit neuen, positiven Erfahrungen. Nicht das Alte bekämpfen, nicht die Vergangenheit verteufeln, sondern die Zukunft positiv aufladen. In der Psychoanalyse hingegen steht das Unbewusste im Vordergrund. Bei dieser Therapierichtung wird davon ausgegangen, dass unbewusste Konflikte und Erlebnisse in der Vergangenheit, vor allem in der Kindheit, zu psychischen Erkrankungen führen können. Diese Konflikte bestimmen Gefühle, Gedanken und Handlungen. Die tiefenpsychologische Therapie legt den Schwerpunkt auf diejenigen psychischen Grundkonflikte, die aktuell wirksam sind. Indem frühere Erlebnisse und Verhaltensmuster besprochen werden, soll der Patient seine aktuellen Probleme verstehen. Und die Gesprächstherapie geht schließlich davon aus, dass jeder Mensch die Fähigkeit zur Selbstheilung, zur Problemlösung und zum persönlichen Wachstum besitzt. Der Betroffene ist der Experte seines Selbst. Genau das sprach mich am meisten an: Dass die Antworten in mir selbst liegen, sie müssen nur freigelegt werden. Das geschieht nicht mit bohrenden Fragen, in manchen Sitzungen sagte meine Therapeutin kein Wort, einmal nickte sie sogar kurz ein, während ich fünfzig Minuten ohne eine einzige Atempause redete. Danach fühlte ich mich erschöpft. Sie offenbar auch. Manchmal aber auch erleichtert, weil ich ihr all meinen inneren Ballast vor die Füße gekotzt hatte. Manchmal fühlte ich mich danach mir selbst näher verstand mich besser, entwickelte mehr Mitgefühl für mich selbst.

Andere Male kam ich mir vor, als würde ich der Therapeutin ein Kammerspiel vorführen, als sei ich da, um sie zu amüsieren, zu unterhalten, ich schmückte Anekdoten aus, plante Lacher ein wie im Ohnsorg Theater. Ich wollte ihr gefallen, wollte, dass sie mich versteht, dass sie denkt, Mensch, die Frau Kalcff ist echt ein Pfundskerl, was hat die denn zu fürchten? Und als ich wieder mal wie mein eigenes Klischee verheult zu der Kleenex-Box griff, war ich sicher, in einem schlechten Film gelandet zu sein. Manchmal dachte ich, warum gehe ich da überhaupt hin und berichte einer wildfremden Person so viel Intimes von mir? Was genau ist der Unterschied zu den Gesprächen bei einer Flasche Wein mit meinen Freundinnen? Der Unterschied war primär, dass es keinen Wein gab, nur ich redete, und dass ich in den beinahe drei Jahren bei Frau Dingsbums nichts von ihr erfuhr, und das, obwohl wir jeden Dienstagvormittag in ihrer eierschalenfarbenen Wohnung saßen, während mein Kind im Kindergarten und unsere Gatten im Büro waren. Dass sie einen hatte, erfuhr ich nur dadurch, dass er eines Tages überraschend die Wohnungstür aufschloss, während ich noch in

Socken im Flur stand und mich verabschiedete, weil ich wieder mal überzogen hatte.

Alle Therapien, die ich machte, hießen Gesprächstherapie. Ich redete und redete und redete. Das Wort Selbstgesprächstherapie wäre passender. Die Idee ist ja, sich durch das Reflektieren die Antworten selbst zu liefern. Weil die Antworten ja ohnehin in einem schlummern, sie nur geweckt werden müssen. Was auch häufig funktionierte, wenn gerade nicht ich die Therapeutin mit einem lauten Räuspern aus ihrem Sekundenschlaf wecken musste. Ich kann mir vorstellen, wie ermüdend es sein muss, jeden Tag diesen unendlichen Geschichten zu lauschen. Die meisten Psychotherapeutinnen – ich hatte immer weibliche – erklärten mir nichts, gaben keine weisen Ratschläge, manche stellten nicht mal Fragen. Einmal nahm ich mir vor: Bei der nächsten Stunde von Frau Dingsbums sage ich einfach mal nichts, ich warte so lange, bis sie das Gespräch eröffnet. Das geschah aus einer Wut heraus, weil es mich provoziert hatte, dass sie mich am Anfang der Sitzung immer nur so lustlos ansah. Sie saß mir in etwa einem Meter Entfernung auf einem Sessel gegenüber, ihren Block auf dem Schoß, und aus ihrem Mund kam kein Wort. Kein Lächeln, kein Nicken, kein Auftakt, kein »Wie geht es Ihnen heute?«, denn dann hätte ich ja sofort losgesprudelt. Bei mir braucht es nicht viel, dass ich anspringe, dass ich erzähle, mich mitteile, eine einzige Frage nach meinem aktuellen Befinden hätte ja gereicht. Sie sagte nichts. Als der nächste Termin anstand, ging ich bereits ordentlich angestachelt hin. Da wollen wir ja mal sehen, wer gewinnt! Ich mache heute nicht den Anfang. Und was war passiert? Wir saßen uns fünf Minuten schweigend gegenüber, ich starrte sie an, sie starrte mich an, ich sah zu Boden, sie schaute aus dem Fenster. Keine Ahnung, was dahintersteckt, wenn einen Therapeuten so auflaufen lassen, aber es war wie ein ganz schlechtes Date, das nicht in Gang kommt. Ein Date, bei dem man die peinlichen Momente, in denen keiner was sagt, einfach nicht aushält. Vielleicht hatte sie keinen Bock. Vielleicht hatte auch sie langsam mein Gerede satt. Ich machte also wieder den Anfang, fing an zu reden. Und ich redete und redete und redete weiter. Ich redete mich um Kopf und Kragen, habe Jahre meines Lebens verquatscht. Bis sie sagte: So, Ihre Zeit ist für heute um. Manchmal mitten im Satz. Aber was sollte sie tun, der nächste Patient stand ja bereits vor der Tür, um sein Inneres nach außen zu stülpen. Ach doch, die letzte Therapeutin, bei der ich überstürzt in großer Not einen Platz auf Empfehlung bekam, weil ich völlig durch den Wind war nach dem Ehe-Aus, gab mir mal einen Ratschlag. Ich erinnere mich noch an die letzte Stunde bei ihr, nachdem das Maximum an von der Kasse bezahlten Einheiten erreicht war und ich ihr zum Dank einen Strauß Pfingstrosen überreichte. Sie meinte in dieser letzten Stunde, es sei wichtig, dass ich immer wisse, wo Aldi ist. Nur damit ich immer unabhängig sei, falls mein Exmann irgendwann keinen Unterhalt zahlen würde, man wisse nie, was kommt. Nein, man weiß nie, was kommt, da hatte sie recht. Aber es ist kurios, dass mir von all den Dingen, die ich dort erfahren habe über mich und das Leben, ausgerechnet der Tipp hängenblieb, im Discounter einzukaufen. Ich gehe nie zu Aldi, aber ich weiß seitdem immer, wo der nächste ist. Auch eine Art Exit-Strategie. Damit will ich nicht sagen, dass Psychotherapien überflüssig oder Käse sind, überhaupt nicht. Sie helfen dabei, Erlebnisse, das eigene Verhalten, das der anderen, Reaktionen, Abwehrmechanismen, Widerstände, Zusammenhänge einzuordnen, insgesamt Vergangenes aufzuarbeiten. Sie helfen dabei, wiederholte Muster zu erkennen, komplizierte Konstellationen zu entwirren. Auch kommt man mit Hilfe eines Therapeuten durchaus auf Antworten, auf die man allein oder mit Freunden – ob mit oder ohne Wein – nicht gekommen wäre. Sie hatten auch für mich eine wichtige Funktion. Eine Therapie kann Ordnung ins Leben und Struktur in den Alltag bringen. Was ich aber auch glaube, ist, dass ein kleiner Anteil des Therapeuten in die Therapie einfließt, auch wenn das verpönt ist, weil der Behandelnde dem zu Behandelnden gegenüber ja neutral sein soll. Aber ist es nicht menschlich, das Eigene nie ganz raushalten zu können? Es vermischt sich eben. So wie jeder Ratschlag einer Freundin, jeder Kommentar einer Bekannten oder Unbekannten immer ein Teil der Person ist, die ihn gibt. Jeder Rat gibt eine Menge Aufschluss über den Ratgeber. Die Therapeutin, die mir Aldi ans Herz legte, hatte eine Trennung mit ungutem Ende hinter sich, das fiel irgendwann mal in einem halben Nebensatz. Es war ihre eigene Angst, ihre eigene Lebenserfahrung, sich nie von einem Mann finanziell abhängig machen zu dürfen, die sie auf mich übertrug. Mit mir hatte sie nichts zu tun. Ich hatte ganz andere Sorgen.

## Stop it!

Sicher half mir jede einzelne der Therapien in vielen Belangen meines Alltags. Im Kopf hatte ich alles kapiert, aber die Angst hielt sich. Vieles kann man kognitiv verstehen, das erlernte oder angelesene Wissen anwenden, manchen Dingen ist jedoch nicht mit dem Verstand beizukommen. Weder Erleuchtung noch Heilung lassen sich mit dem Kopf erlangen, ich glaube, ähnlich ist es mit der Angst: Mit dem Kopf allein lässt sie sich nicht kurieren, weil sie nicht im Kopf entstanden ist. Dennoch muss man den Kopf eines Tages auf den Topf setzen, um klarzumachen, wer der Herr im Haus ist. Um klarzumachen, dass man sich nicht länger vom Geist auf der Nase rumhüpfen lässt. Um rauszufinden, wer es ist, der einem vom Pferd erzählt, und wer dann eigentlich derjenige ist, der brav zuhört. Nein, das ist keine gespaltene Persönlichkeit, sondern ein negatives Glaubenssystem. Man kann das gut vergleichen mit einer Party, auf der viele Menschen mit einem Drink in der Hand stehen und quatschen. Ein paar kennt man, andere sind einem fremd, man mischt sich unter die Gäste, stellt sich vor, hört zu, gibt seinen Senf dazu, und nach ein paar Sätzen merkt man vielleicht: Ups, das sind hier aber keine High Vibes. Man hat dann die Wahl, entweder zu bleiben und sich Stück für Stück reinziehen zu lassen in den Sumpf. Oder man verabschiedet sich freundlich. Ich mache das gerne so, dass ich eine Weile zuhöre, und wenn ich spüre, es wird nur geklagt oder gelästert, kriege ich starken Durst oder muss dringend auf Toilette. In harten Fällen muss ich auch heim, meine Katzen füttern. Auch wenn ich gar keine Katzen habe. Ähnlich muss man sich auch vom eigenen negativen Gedankengut distanzieren. Kurz zuhören, um was es geht, einordnen, ob Handlungs- oder Klärungsbedarf besteht, und sich dann auf dem Absatz umdrehen und eine positive Richtung einschlagen. Was nicht heißt, dass alles immer nur schön oberflächlich und problemlos sein muss. Partys, auf denen man sich vom Smalltalk entfernt und auf eine tiefere Ebene findet, sind durchaus bereichernd. Ähnlich ist es auch mit den geistigen Selbstgesprächen.

Es gibt einen großartigen Sketch von Bob Newhart, einem US-amerikanischen Schauspieler und Stand-Up-Comedian, der das aufs Komischste darstellt. Der Sketch, ich glaube, er stammt aus den achtziger Jahren, erzählt die Geschichte, wie eine Frau, Katherine, zum Therapeuten, Dr. Switzer, geht. Bevor die Therapiestunde beginnt, klärt der von Newhart gespielte Psychologe die Patientin auf. Er nehme für die ersten 5 Minuten 5 Dollar, nur Cash oder Check, und gebe kein Wechselgeld. Danach würde er nichts mehr weiter in Rechnung stellen, könne aber garantieren, dass die Einheit nicht länger als fünf Minuten dauern wird. Die Patientin ist begeistert, das sei ja günstig. Er schaut auf die Uhr und sagt: Go! Katherine schildert ihre Angst: Bei lebendigem Leib in einer Kiste begraben zu werden. Wenn sie darüber nachdenken würde, lebendig begraben zu sein in der Box, beginne sie Panik zu bekommen. Der Psychiater fragt, ob das jemals jemand versucht habe, sie bei lebendigem Leib in einer Box zu begraben. Äh nein, aber allein darüber nachzudenken, mache ihr Leben schrecklich:»Ich kann nicht in einem Aufzug sein, nicht in einem Tunnel oder in einem Haus... anything boxy.« Anything boxy! Großer Lacher im Publikum. Dr. Switzer hört aufmerksam zu, fasst zusammen, und sagt dann:»Okay, Sie sind also klaustrophobisch. Ich sage Ihnen nun zwei Worte, möchte, dass Sie sehr aufmerksam zuhören, und diese zwei Worte danach mit nach draußen nehmen und sie in Ihr Leben integrieren.« Die Patientin friemelt aufgeregt ein Notizbuch aus ihrer Tasche, sie würde seinen Ratschlag gerne aufschreiben wollen. Er erwidert, wenn sie sich dadurch sicherer fühlen würde, in der Regel sei das aber nicht nötig, es handle sich nur um zwei Worte, die könne sich erfahrungsgemäß jeder merken. Okay, sie reißt die Augen auf, gespannt, wie er ihr helfen wird. Und dann brüllt der Psychologe seine zwei Worte: »Stop it!« Sie, erschüttert, äh, sorry? Und er wiederholt »Stop it!« Was daran so schwer zu verstehen sei, S-T-O-P new word I-T! Es sei nicht jiddisch, einfach nur stop it. Kapiert? Sie erwidert verwirrt, ah, okay, er meine also, sie solle einfach damit aufhören, Angst zu haben. Genau, sie wolle doch wohl nicht durchs Leben gehen und fürchten, bei lebendigem Leib begraben zu werden, das stelle er sich ja fürchterlich vor. Er schaut dabei angewidert. Ja, das stimme. »Then stop it«, schreit er wieder. Sie versucht ihm zu erklären, das sei nicht so einfach, diese Angst würde sie schon seit ihrer Kindheit begleiten. Er unterbricht sie, nein, nein, »we don't go there!«, just stop it. Nachdem das geklärt ist, springt er auf, schaut auf seine Uhr, es seien nur drei Minuten gewesen, also drei Dollar. Die Frau hat nur fünf Dollar, er wiederholt, er gebe kein Wechselgeld. Dann würde sie doch die vollen fünf Minuten in Anspruch nehmen wollen. Er setzt sich wieder, okay, welche anderen Probleme sie noch ansprechen wolle. »Well, I am bulimic, I stick my fingers down my throat.« Er brüllt: Stop it. Er wird ungehalten: »Sind Sie verrückt, machen Sie das nicht!« Sie könne einfach nicht anders, ihre Mutter habe sie fett genannt ... Der Psychologe unterbricht sie: »no, no we don't go there.« Aber sie habe immer diesen Traum ... No we don't go there. »Aber mein Horoskop sagt, dass ...« Er unterbricht sie harsch: »We definitely don't go THERE. Just stop it!« Okay, was sonst noch? Na ja, sie habe selbstzerstörerische Beziehungen zu Männern. Stop it!!! Sie wolle doch wohl mit einem Mann zusammen sein, nicht wahr? Sie sagt kleinlaut: »Yes ...« »Then stop it, don't be such a big baby!« Die Hände würde sie auch seeehr häufig waschen. »Och, das ist okay, ich wasche meine Hände ständig, gibt ja eine Menge Bakterien da draußen. Machen Sie sich keine Sorgen ums Händewaschen, das ist okay.« Nun, sie habe auch Angst vorm Autofahren … »Stop it!!! Wie wollen Sie denn vorwärtskommen, steigen Sie einfach in das verdammte Auto, und fahren Sie!« Der Patientin reicht es, ihr würde das nicht gefallen, wie das hier läuft. Er zeigt sich verständnisvoll, fragt, ob ihr die Therapie zu schnell ginge. Ja, er würde immer nur sagen, sie solle damit aufhören. Sie ist wütend und den Tränen nah. Okay, in diesem Fall würde er ihr zehn Wörter geben, die alles für sie klären werden, ob sie vielleicht dafür nun ihr Notizbuch und einen Stift herausholen möchte. »Are you ready? Here are the ten words«, und dann lehnt er sich nach vorne über den Schreibtisch und brüllt: »Stop it or I'll bury you alive in a box!«

Der Sketch geht knapp sechs Minuten, er ist so heilsam, so lustig, so wohltuend unerhört! Man kann ihn auf Youtube angucken, einfach Bob Newhart und Stop it eingeben. Anhand der Bewertungen unter dem Video, Daumen hoch und Daumen runter, lässt sich erahnen, dass es etliche Zuschauer gab, die darüber gar nicht lachen konnten. Es ist ein Tabu, sich über Ängste, über die Psyche und Panik lustig zu machen. Auch über die eigene. Wer mit Humor auf etwas reagiert, was ein so ernsthaftes Problem darstellt, riskiert, dass der Betroffene sich nicht ernst genommen fühlt. Und klar, niemand will angebrüllt werden, dem es schlechtgeht, der leidet. Dennoch birgt dieser Sketch so viel Wahres und Gutes. Kein Problem wird weniger zu einem Problem, wenn man sich tagein, tagaus darauf fokussiert, dass es ein Problem sein könnte. Selten verfolgen wir einen positiven Gedanken so ausdauernd und leidenschaftlich wie einen negativen. Sich selbst nicht zu ernst zu nehmen, ist manchmal die richtige Medizin. Denn das, was dort überspitzt gezeigt wird, ist, was ich selbst auch an mir beobachtet habe: Es kommt der Zeitpunkt, an dem man sich selbst sagen muss: Hör' auf. Stop it. Es reicht. Bloß, dass man es eben selbst sagen muss. Kein anderer hat die gleiche Wirkung, auch kein Therapeut. Genau das ist der Moment, in dem sich etwas verändert. Der Moment, in dem man entscheidet, dass es reicht. Bewusst bestimmt, dass man fortan der Kreativdirektor seines Lebens statt Sklave seiner Ängste sein will. Dass man Meister statt Opfer von anderen oder der Vergangenheit ist. In dem man ein Sättigungsgefühl erreicht hat, was das eigene Lamentieren angeht. Der Moment, in dem man weiß, dass dieses Leben nur begrenzt zur Verfügung steht und man nun schon viel zu lange damit Zeit vergeudet hat, Angst vor ihm zu haben.

Auch im Kundalini Yoga, das 1969 von Yogi Bhajan in den Westen gebracht wurde, gibt es eine ähnliche Ansicht: »Drop a fear, never try to solve a fear«, lautet eine der fundamentalen Lehren. Eine Angst sei nicht zu lösen, egal, wie gründlich man sich mit ihr auseinandersetzt, sich mit ihr beschäftigt, sie umkreist, egal, wie sehr man sich zur Lebensaufgabe macht, sie aufzulösen. Aber damals war ich noch nicht so weit, meine Angst zum höchsten Punkt zu führen und von dort oben einfach so fallenzulassen. War noch nicht so weit, »Stop it!« zu rufen. Ich hielt an ihr fest, ohne es zu bemerken. Ich klammerte mich an sie, im festen Glauben, mich von ihr lösen, von ihr distanzieren zu wollen. Das Ding ist, wir können alle so viele Ratgeber lesen, wie wir wollen, unendlich Ratschläge bekommen. Auch dieses Buch wird nur dann einen Effekt haben, wenn der innere Wendepunkt erreicht ist. Wenn der wirkliche Wunsch gereift ist, das Ruder herumzureißen. Oder besser: Den Schalter umzulegen. Denn es muss keine dramatische Hauruckaktion sein, wir müssen uns dazu nicht kopflos in die Fluten stürzen samt Ruder und Kanu. Es reicht ein bewusster Entschluss, ein leichtes Antippen, so als würde man einen Lichtschalter anknipsen, wenn es zu dunkel geworden ist.

## Hochansteckend

In der zweiten Woche auf Hydra fällt mir das Paar vom ersten Abend vor die Füße. Die Frau mit den Zucchiniblüten, der Mann im weißen Poloshirt. Ihr pubertierender Sohn ist nicht dabei. Sie kommen eines Morgens in meine Bucht geschwommen. Bevor ich die beiden sehe, höre ich ihr Lachen. Die Frau kichert, sie sieht entspannter aus als am ersten Abend, ihr Gesicht ist braungebrannt und offen. Auch scheint sie nichts mehr im Auge zu haben. Sie trägt enganliegende Wasserschuhe, mit denen man über spitze Steine laufen kann, ohne sich dabei zu verletzen. Die hellblauen Plastikschuhe ragen aus dem Wasser raus, als sie vor ihrem Mann rückwärts auf dem Rücken herschwimmt. Praktische Sache, solche Schuhe, aber ich habe keine, sondern gehe täglich mehrfach barfuß über die spitzen Steine und die herausragenden Muscheln, die einem die Haut an den Füßen bei einem falschen Schritt ordentlich aufreißen können. Fühlt sich gut an zu spüren, wo ich stehe, statt eine Sicherheitsausrüstung zu tragen, als würde ich eine Exkursion auf den Mond machen. Ich hatte auch mal solche Schuhe, es war auf einer Insel, die vor Sizilien lag, es war die finale Destination, an der wir nach zwei Monaten Italienrundreise mit dem

Auto ankamen: Salina. Der Ort, den wir mit der Fähre erreicht hatten, die eine ganze Nacht brauchte. Wir hatten eine Schlafkabine, mein Mann, mein Sohn und ich. Wenn ich heute daran denke, kann ich mir einfach nicht ausmalen, was zu diesem Zeitpunkt eigentlich nicht perfekt war, was der Grund war, warum ich so angespannt war auf dieser Überfahrt, auf dieser ganzen Reise, die wir machten in dem Sommer, bevor unser Kind eingeschult wurde. Wir hatten zu Hause eine Karte von Italien an die Wand gepinnt, markierten, wo wir überall hinwollten, wo wir bleiben, wo wir nur durchfahren wollten. Ich beteiligte mich nicht so richtig euphorisch und aktiv an der Planung, im Grunde ließ ich alles meinen Mann entscheiden. Ich entschied weder, in welchem Hotel in Rom wir nächtigen, noch in welchem Haus wir uns in der Toskana einmieten würden. In Rom bekam ich Fracksausen von all den Bildschirmen in einem Elektrogeschäft, in dem wir einen Akku kaufen wollten. In Portofino wachte ich eines Morgens auf und sah aus wie Karl Dall, weil ich von Bremsen zerstochen und mein linkes Auge zugeschwollen war. Solche Sachen zog ich magisch an mit meiner präventiven Sorge. Ich war immer die Erste, die Stiche hatte, die sich entzündeten, aus denen eine Komplikation entstand. An Florenz habe ich die Erinnerung, dass wir abends auf dem Heimweg in unser Ferienhaus im Auto Coldplay hörten, und ich kurz, vermutlich versehentlich, unbeschwert war. Bis ich mich umdrehte und unser kleiner Sohn ein bisschen Nasenbluten hatte. Aber es war nicht immer alles so, es gab auch sehr viele schöne Momente, wir sangen »Haifischbaby« von France Gall auf dem Weg nach Sienna, aßen schwarze Tintenfisch-Spaghetti in Venezia, verfuhren uns auf dem Weg in die Prada-Outlet Mall, lachten Tränen. Das Perfide an Angst ist, dass die

Gedanken, die Gefühle, die ihr entspringen, oft gar nichts mit der Wirklichkeit zu tun haben. Ein Minisymptom zieht einen ganzen Rattenschwanz an Stories hinterher, die frei erfunden sind. Es sind Hirngespinste. Nichts als Geister. Fakt war: Er hatte ab und zu Nasenbluten. No big deal. Meine Auslegung war weitaus dramatischer: Es ist lebensbedrohlich. Die Stimmung ging in den Keller, kaum, dass er sich die Nase geputzt hatte und ein Tropfen Blut am Taschentuch sichtbar war. Mein Gedankenkonstrukt fiel immer zu meinen eigenen Ungunsten aus. Zuungunsten der ganzen Familie, die unter meinen apokalyptischen Vorstellungen litt. Sicher lief das nur unterschwellig ab, aber Atmosphären sind fragile Angelegenheiten, sie wabern durch Familien, ohne dass man sie benennen könnte. Sie explodieren leicht in einem Auto, erst recht in einer zwei Mal zwei Meter großen Kabine auf einem Schiff. Wenn solch eine Stimmung einmal aus dem Ruder läuft, kommt eins zum anderen. Es ging wieder mal um den Fisch, von dem ich nicht wollte, dass das Kind ihn auf der Fähre zu Abend isst, na ja, wegen der Gräten. Was, wenn er sich daran verschluckt und wir die Gräte nicht schnell genug aus seinem Schlund bekommen? Der Rettungshubschrauber kommen muss, er nirgendwo auf dem Meer landen kann, was, wenn es zu spät ist für eine Rettung? Die Vermeidung eines möglichen Unfalls immer im Auge, immer das Schlimmste annehmen, meine Güte, es war doch alles in Ordnung, es war vermutlich ohnehin nur ein Fischstäbchen, in dem selbst die letzte Gräte unter der Panade püriert war. Dann fiel mir auch noch die Glasflasche meines Dr. Hauschka Gesichtswassers in der Dusche der beengten Kabine runter, überall Glasscherben, die Nerven lagen blank, alles war im Eimer. Ich verbrachte die nächsten Wochen manisch damit, eine Apotheke in Italien zu finden, die Dr. Hauschka führte, als würde mein Wohlergehen ernsthaft von einem anthroposophischen Gesichtswasser mit Kapuzinerkresse abhängen. Als müsse ich wenigstens das kontrollieren, was ich kontrollieren kann: mein Hautbild. Nicht mal das gelang mir. Ich hätte meine Visage genauso gut mit Kapernpesto abtupfen können. So etwas erzählt dir doch vorher keiner, wenn du 27 und schwanger bist. Niemand erzählt dir doch, dass die Geburt deines eigenen Kindes Dinge in dir zutage fördert, die für eine lange Zeit in den Tiefen deiner eigenen Meere versunken waren. Dass Ängste unter Umständen hochkommen, die du glaubtest endgültig ertränkt zu haben. Egal ob es Gräten, Nasenbluten oder, wie auch einmal geschehen, nur ein paar ausgefallene Haare sind.

Die Angst, die ich um ihn hatte, war immer auch die Angst, die ich um mich hatte. Die Angst, die hinter meiner Übervorsorge steckte, war die Annahme, ich könne mit Problemen, mit Abweichungen im Lebenslauf, mit Schicksalsschlägen nicht umgehen. Ich machte mir darüber Gedanken, bevor sie eintraten. Es ist egal, um welches Thema es sich handelte, um welches Symptom, die Ursache dahinter war stets dieselbe: Verlustangst. Etwas zu verlieren, was mir zu viel bedeutet. Etwas zu verlieren, was ich für immer behalten will. Seien es die eigenen Eltern, der eigene Lover, das eigene Kind, das eigene Leben. Das Wissen, wie sehr alles an einem seidenen Faden hängt, baumelte immer wie eine Kette um meinen Hals. Sie wog so schwer wie die eines Rappers. Dieses Gefühl hatte sich noch mal um ein Vielfaches verstärkt an dem Tag, an dem ich Mutter wurde. Ein Kind zu gebären ist ein natürlicher Prozess, bei dem die Frau ihrem Körper vertraut. Wenn man sie lässt.

Mich schloss man leider an einen Wehentropf an, drehte volle Pulle auf, und alles, was in dieser Nacht passierte, war genau das, was mir auch heute noch Angst macht: meinem eigenen Körper nicht zu vertrauen. Offenbar wusste jeder besser als ich, was gut für mich und mein Baby ist. Als mein Kind endlich da war, ging die Übernahme weiter. Am zweiten Tag im Krankenhaus nahm ich es aus seinem Plastikbettchen und legte es zu mir ins Bett, um es zu stillen. Eine Krankenschwester kam rein und schrie mich an, das dürfe ich nicht, das sei verboten, es bestehe Infektionsgefahr, ich müsse es im Sitzen auf der Station stillen. Eine andere meckerte rum, weil ich keinen Still-BH mitgebracht hatte, dabei war doch viel wichtiger, dass ich Milch für mein Baby hatte. Einmal in der Nacht nahm ich es auf den Arm und lief über den Gang der Station. Wieder wurde ich streng ermahnt, das sei verboten, ich müsse mein Baby immer in dem Plastikbettchen rumschieben, auf keinen Fall zu Fuß transportieren. Das sei gefährlich, was, wenn ich stürzen würde mit meinem Neugeborenem auf dem Arm? Als ich das Krankenhaus nach ein paar Tagen verließ, war ich 28, Mutter und sicher, dass das Leben mit Baby brandgefährlich ist. Dass ich aufpassen muss wie ein Luchs, damit ihm nichts geschieht.

Er selbst litt weder wegen ein paar Haaren, die ihm ausfielen, noch unter gelegentlichem Nasenbluten. Weitaus mehr litt er unter seiner besorgten Mutter, fürchte ich. Das artikuliert ein kleines Kind selten, aber die Sorge einer Mutter, die über das normale Maß hinausgeht, hinterlässt sicher in jedem Menschen Spuren. Und ich fürchtete auch noch etwas anderes: dass sich meine selbsterfüllenden Prophezeiungen bewahrheiten, dass ich das Schicksal mit meinen negativen Gedankenkonstruktionen herausfordere, dass eines Tages eintritt, was ich am meisten fürchte. Es war für mich nicht mehr auseinanderzuhalten, was zuerst da war: Die Angst oder die Symptome.

## Angst hat keine Blaskapelle auf dem Rücken

Mal ging es ein paar Jahre gut, dann brach die Angst wieder auf, durch äußere Ereignisse, die mich verunsicherten. Angst als Oberbegriff, unter dem vieles firmierte, von nicht abzustellenden Hirngespinsten bis hin zu blanker Panik. Dann suchte ich mir wieder Hilfe, eine weitere Therapie oder probierte eine alternative Heilmethode aus. Für mich waren Therapien nie etwas, für das man sich schämen muss. Sich Hilfe zu suchen empfand ich immer als Stärke, nicht als Schwäche. Mit jemandem einmal die Woche über Gott, die Welt oder meine Ängste zu reden, empfand ich wohltuender als eine Massage. Auch hatte ich keine Probleme, mich jemandem zu öffnen, den ich gar nicht kannte. Um einen Therapeuten zu finden, ist es meistens hilfreich, sich umzuhören. Freunde erwähnen manchmal im Nebensatz so etwas wie »Meine Therapeutin hat gesagt...«, ein idealer Moment, um sich nach Namen und Telefonnummer zu erkundigen. Keiner fragt dann: »Warum willst du das denn wissen? Was hast du denn?« So wie sich auch niemand wundert, wenn man nach der Telefonnummer ihres Friseurs fragt. Genau so habe ich das auch gehandhabt, und ich bin immer mit der Überzeugung zum Erstgespräch, dass ich ja wieder gehen kann nach einer Sitzung, wenn es mir nicht gefällt, ich mich nicht gut fühle dort oder die Stimmung zwischen Therapeut und mir nicht stimmt. Eben genau so wie es auch jeder bei einem Friseur machen würde, der einem die Haare versaut. In den Therapien sprachen wir nicht ausschließlich über meine Panikattacken, weil die nur ab und zu aufflammten. Es gab Perioden, manchmal Jahre, in denen ich keine einzige hatte. Vielleicht sollte man einen schlafenden Hund nicht wecken, dachte ich dann, und war froh, den Pitbull offenbar abgehängt zu haben. Es ging eher um allgemeine Herausforderungen im Leben, es waren nie spezielle Therapien gegen eine Angststörung. Die Therapien waren dennoch für mich eine wichtige Station auf dem Weg. Ich kenne auch kaum eine Freundin, die nicht schon mal eine gemacht hätte, die meisten meiner Generation nicht nur eine. Erst gestern hörte ich im Café eine junge Frau zu ihrer Begleitung sagen: »Du, ich war mehr in Therapie als zu Hause.« Sie lachten beide darüber, und ich leise mit. Manche Sachen lassen sich eben mit Witz besser schlucken. Ich glaube, bei mir waren es drei. Die Krankenkasse zahlt eine Therapie, jedenfalls war es damals so, alle paar Jahre, wenn vom Hausarzt die Notwendigkeit bescheinigt wird. Heute hat das Wort Therapie kaum mehr einen schlechten Beigeschmack. Neulich erzählte mir die zwanzigjährige Tochter einer Freundin, alle ihre Freunde hätten einen Therapeuten. Das ist einerseits erschreckend, andererseits gut so! Es ist alles besser, als die Probleme mit sich allein rumzutragen, bis sie unter Umständen so schwer werden, dass sie unerträglich sind. Es ist gut, dass die Zeiten sich ändern, langsam offener damit umgegangen wird, dass die Psyche auch krank sein kann, und dass das nicht weniger tragisch und schmerzhaft sein kann als physische Erkrankungen, für die jedermann sofort Verständnis hat. Es ist offenbar ein ungeschriebenes Gesetz, dass der menschliche Körper durchaus das Recht hat zu streiken, zu mucken, aufzugeben, die Psyche darf sich das aber um Himmels willen nicht rausnehmen. Glücklicherweise verändert sich das gerade in der Gesellschaft, aber noch die Generation unserer Eltern hatte es nicht so mit dieser Form der Psychohygiene, bei der man sich um sein Innenleben mindestens so gut kümmert wie um seinen Garten. Es galt damals als peinlich, so etwas in Anspruch zu nehmen, als sei man ein bisschen plemplem. Besonders unter Männern, natürlich nicht bei allen, aber eine Tendenz ist doch zu beobachten. Männer sind häufig nicht so offen, psychologische Hilfe in Anspruch zu nehmen wie Frauen. So wie sie auch nicht gerne nach dem Weg fragen, sich lieber heillos verfahren, um dann zu behaupten, da wollten sie schon immer mal hin. Wie gesagt, auch das ist eine Frage der Generation. Junge Männer zwischen zwanzig und dreißig gehen damit ganz anders um als Fünfzigjährige. Ein Bekannter, um die fünfzig, erwähnte einmal, er würde niemals eine Therapie machen, weil er dann bei der Krankenkasse »den Psychostempel« auf Lebzeiten hätte. Er befürchtete, dadurch Nachteile zu bekommen, wenn es um Lebensversicherungen oder einen neuen Arbeitsplatz ginge. Ich fragte mich, wie er denn darauf kommt, dass die Krankenkasse das jemandem verraten würde. Mich erinnert das irgendwie an den Umgang mit Alkoholismus oder anderen Süchten, die man geheim hält, in der Annahme, man würde sonst alles verlieren. Sind Krankenkassen nicht eher dafür da zu helfen, Prävention zu bieten und den Heilungsprozess zu unterstützen? Wenn man sich schon vor einer doch eher gesichtslosen Kasse schämt, wie sind dann erst die Gefühle gegenüber den Freunden, dem Chef oder der Familie, die davon erfahren würden?

Es gibt einen schönen Satz, der aus einem Song von Beyoncés Mann Jay-Z stammt: »You can't heal what you never reveal«. Was du nicht enthüllst, kannst du nicht heilen. Meine Erfahrung ist auch, dass das, was mit aller Kraft versteckt wird, nicht geheilt werden kann, und dass Scham die Angst noch verstärkt. Sich zu schämen für etwas, gibt diesem »Etwas« noch mehr Macht, weil man ja alles tun muss, um es zu verbergen. Nicht nur vor Mitmenschen, auch vor sich selbst. Das kostet viel Energie. Sein wahres Selbst zu zeigen, hat hingegen etwas enorm Erleichterndes, aber da muss man ja erst mal hinkommen. Das ist so wie das Unterdrücken von Rotwerden, je ernsthafter man das tut, desto mehr steigt einem die Hitze ins Gesicht. Wenn dann noch einer ausruft: »Haha, du kriegst ja voll die Kirsche!«, meint man zu verglühen. Ansonsten ist Angst aber oft still und nicht sichtbar. Unter Umständen sieht sie dir niemand an. Mir ist das jedenfalls sehr gut gelungen. Ich bin im Fernsehen aufgetreten, habe auf Bühnen gelesen, zum sechzigsten Geburtstag meiner Mutter sogar mit meiner Schwester sehr schief, aber durchaus fröhlich auf einer Bühne »Hey Mary Lou« gesungen, konnte prima vor einer Gruppe von Menschen sprechen, habe Bücher geschrieben, Interviews mit internationalen Stars geführt, habe kein Problem, Restaurants und fremde Länder allein zu besuchen. All diese Dinge fielen mir nicht schwer, ich musste mich dafür nicht verstellen oder mich überwinden. Und gleichzeitig haben mich viel banalere Dinge, wie eben das Überqueren eines Platzes, an manchen Tagen an den Rand eines Nervenzusammenbruchs gebracht. Oder ich habe plötzlich eine Panikattacke in der Eisdiele bekommen. Und wie gesagt, wir wissen alle nicht, was die anderen hinter verschlossenen Türen oder beim Verzehr eines

Spaghettieis wirklich beschäftigt. Oft sind es genau jene, die so wirken, als hätten sie alles so was von im Griff, die am meisten leiden. Sie sehen unter Umständen blendend aus, sind erfolgreich, eloquent, machen Witze und den Anschein, alles unter Kontrolle zu haben. Und dennoch ist es sehr gut möglich, dass ihre Tage und Nächte auf tönernen Füßen stehen.

Die Angst lässt sich so lange verstecken, bis die Symptome häufiger oder deutlicher werden, wenn sie körperlich sichtbar werden, wenn sie den Alltag in irgendeiner Weise einschränken. Wenn man sie weder mit Make-up, Zigaretten, Alkohol, flotten Sprüchen oder Dauerstress als Lifestyle tarnen kann. Unangenehme, unterdrückte Gefühle sind wie Zeitbomben, sie ticken im Inneren und machen langfristig krank. Auf der Körperebene zeigt sich ja meist das, was bereits länger in der Psyche schlummert. Viele von uns haben gelernt, dass das Innenleben Privatsache ist, dass man niemandem zeigen sollte, was dort vor sich geht. Oder nur in einem geschützten Raum, in einer tiefen Freundschaft oder eben auf dem Sofa des Therapeuten. Es gehöre nicht in die Öffentlichkeit. Scham, etwas preiszugeben, was unter Umständen nicht attraktiv ist, macht Angst. Neulich sprach ich auf einer Reise mit einem älteren Kollegen, das Thema kam auf Instagram, wie widerlich er diese Offenbarungen mancher Menschen dort finde. Er empfinde es geradezu körperlich als unangenehm, etwas aus seinem Inneren mit jemandem zu teilen, das würde er niemals tun: »Das geht niemanden etwas an!« Und er bezog es nicht nur auf ein Zurschaustellen in den sozialen Medien, sondern generell im Leben. Während er das erzählte, schüttelte er sich angeekelt, so schlimm war es für ihn. Und als er noch mal sagte: »Was in mir vor sich geht, geht niemanden etwas an, niemanden!«, verschränkte er die Arme vor der Brust. Mein Motto ist ja stets, »Whatever floats your boat«, jeder muss es so machen, wie er sich dabei wohl fühlt, wie der Umgang mit der eigenen Psyche persönlich gut funktioniert. Es gibt kein allgemeingültiges Regelwerk, wie man mit seinen Gefühlen umzugehen hat. Mir fällt nur immer wieder auf, wie Verwundbarkeit mit allen Mitteln versteckt wird, weil es als gefährlich gilt, sein wahres Ich zu präsentieren. Der Gegentrend, den man auch auf Instagram beobachten kann, ist das extreme Zurschaustellen von scheinbaren Mängeln, eine Offenheit, die zum Teil verstörend wirken kann. Aber Fotos, die körperliche Schwachstellen extra preisgeben, machen in einer Welt, die immer künstlicher wird, all jenen Mut, die auch nicht perfekt sind. Beiträge, die seelische Abgründe, Ängste oder Nöte preisgeben, liefern die Grundlage, öffentlich dazu zu stehen, darüber zu sprechen. Sie ermöglichen, sich weniger dafür zu schämen, stattdessen zu erkennen: Du bist gar nicht so ein schräger Vogel. Und wenn doch: Es gibt noch einen Haufen anderer schräger Vögel da draußen. Es ist okay, einer zu sein. Einer, der darüber spricht und schreibt, ist der britische Autor Matt Haig, der seit seinem 24. Lebensjahr an Depressionen und Ängsten leidet. Sein Buch »Notes On A Nervous Planet« sowie sein Instagram-Account @mattzhaig beschäftigen sich mit mentaler Gesundheit. Auch die Australierin Sarah Wilson, die weltweit bekannt wurde mit ihrem Buch »I Quit Sugar« und die man eigentlich immer nur mit einem zuckerfreien, gesunden Surfer-Lifestyle in Verbindung brachte, gestand, seit ihrer Jugend unter schweren Panikattacken und Ängsten zu leiden. Ihre Geschichte hat sie in ihrem Buch »First, We Make the Beast Beautiful. A new story about anxiety« veröffentlicht. Auch das Model Cara Delevingne ging mit der Geschichte über ihre Depression an die Öffentlichkeit. In der Musikszene ist das Anxiety-Coming-Out auch zu beobachten, R&B-Sängerin Kehlani, Hip-Hop Musikproduzent Kaytranada, die sich über ihre psychischen Erkrankungen wie Angstzustände und Depression öffentlich äußern. Auch der britische Sänger Loyle Carner, den ich liebe, setzt sich ein für mentale Gesundheit. Und für ein Wachsein den eigenen Gefühlszuständen gegenüber, aber auch denen der Mitmenschen. Sein Song »Not Waving, But Drowning« stammt von einem Gedicht, das beschreibt, wie ein Mann im Meer schwimmt und plötzlich anfängt mit den Armen zu wedeln. Die Leute am Strand sehen ihn und denken, er winkt, weil er so vergnügt ist, es ihm prächtig geht beim Baden im Meer. In Wahrheit winkt er nicht, in Wahrheit geht er gerade unter und ruft um Hilfe. Aber keiner erkennt es.

Ganz anders ich. Obwohl ich in zwanzig Jahren als freie Autorin über beinahe jedes Thema, das mich beschäftigt, geschrieben habe. Oberflächlich betrachtet gibt es wenig aus meinem Privatleben, was mir zu privat ist. Dennoch gibt es bisher keine einzige Veröffentlichung über meine Angststörung. Ich habe mich nie gescheut, mein Inneres nach außen zu kehren, die Leser an meinen Sorgen und am Scheitern teilhaben zu lassen, aber dieses Thema habe ich stets konsequent ausgelassen, es elegant umschifft oder übertrieben ins Lächerliche gezogen. Mein Gefühl dazu war immer, dass die Wahrheit zu viel ist, ich meinem Umfeld, den Lesern, den Kollegen, den Chefredakteuren, die mich doch als eine erwachsene, souveräne, starke Frau und Autorin sehen, das nicht zumuten kann. Es existiert in meinen gesamten Arbeiten nicht mal ein einziger ernstzunehmender, ironiefreier Nebensatz zu diesem Thema, das mich seit meiner Kindheit auf Trab hält. Aber wie ich es bereits im Vorwort geschrieben habe: Ich hätte es keinen Moment früher tun können. Wer selbst verwundet ist, hat wenig Kapazitäten frei für andere. Heute kann ich deshalb so offen darüber sprechen und schreiben, weil meine Angst den Schrecken verloren hat. Und auch, wenn ich mit dem Wort Heilung in diesem Zusammenhang vorsichtig bin, weil ich glaube, dass man Ängste nicht zum Schweigen bringen kann und vielleicht nicht mal sollte, fühle ich mich nicht mehr bedroht. Es ist keine Wunde mehr, bei der ich mit jeder Bewegung fürchte, sie würde wieder aufplatzen. Es ist nur noch eine Narbe, die mich daran erinnert, woher ich komme und wer ich bin.

## Die Kill-The-Pain-Gesellschaft

Neben der Sorge, die Öffentlichkeit könne womöglich enttäuscht sein, dass ich wider Erwarten doch nicht Jeanne d'Arc bin, oder zumindest Anstoß nehmen an meiner nicht völlig furchtlosen Art, gab es die Befürchtung, meine Familie könne nicht damit umgehen. Dass ich sie verunsichere mit meinem plötzlich nicht mehr reibungslosen Funktionieren. Ich erinnere mich an solche Szenen aus der Kindheit und Jugend, in denen mir irgendwie blümerant war, ein leichter Anflug von Unwohlsein, eine Unruhe, die ich nicht für mich behalten konnte. Meine Mutter sagte dann meist, ich solle mal ein trockenes Brötchen essen, oder ich bekam ein paar Kreislauftropfen verabreicht. Unsere Oma gab meiner Schwester und mir vor dem Zubettgehen oft Baldriantropfen auf einem Stück Würfelzucker, manchmal bekamen wir einen kleinen Amaretto. Es waren harmlose Hilfsmittel für vermeintlich kleine Symptome. Über das große Ganze wurde in unserer Familie nicht gesprochen, also woher die Angst wohl kommt, was wir tun können, ob unsere Vorfahren sie auch hatten. Vielleicht ein bisschen viel erwartet. Auch habe ich nie von anderen Familien gehört, dass sie sonntags beim Brathähnchen beisammensaßen und die Eltern ihre Zöglinge aufgefordert hätten: »So, Kinder, nun lasst uns mal über unsere Ängste schnacken!« Das macht doch niemand. Wir haben das auch nicht mit unserem Kind so gehandhabt. Vielleicht galt viele Jahre in unserer Gesellschaft für Angst das, was lange Zeit für Finanzen galt: Über Geld spricht man nicht. Dabei sollte man das unbedingt tun, darüber sprechen. Als ich letztens auf einem Geburtstag eingeladen war, fragte mich ein Typ, wovon mein neues Buch denn handle. Ich sagte: »Angst«. Er schlug beide Hände vors Gesicht. Deutlicher hätte eine körperliche Reaktion auf Angst nicht sein können. Eine Frau bekam unsere Konversation nur so am Rande mit und hakte nach: »Häh, wovon?« Ich wiederholte: »Angst«. Sie verzog ihr Gesicht: »Ach, neeeee!« Sie wirkte sehr enttäuscht. In ihrer Mimik war zu lesen, dass sie sich was Netteres gewünscht hätte. Mensch, schreib doch mal was Lustiges, nicht schon wieder so ein schweres Thema, warum nicht über die Liebe, über Männer, meinetwegen Yoga. Und zack war sie mit ihrem Weinglas in der Hand in der Menge verschwunden. Sie konnte ja nicht wissen, dass dieses Buch von all dem handeln wird. Ich wusste es zu diesem Zeitpunkt selbst nicht. Früher hatte ich manchmal das Gefühl, Hilflosigkeit zu ernten, nicht nur von meiner Herkunftsfamilie, auch von Freundinnen und später von meiner eigenen Kleinfamilie. Diese Hilflosigkeit machte mich manchmal wütend, manchmal traurig, weil sie mich mit meiner Angst allein ließ, dabei hätte ich gerne von außen etwas gehabt, was mir Sicherheit geschenkt hätte. Was mir damals nicht einleuchtete war, dass es das nicht gibt, dass absolute Sicherheit extern einfach nicht existiert. Kein Mensch kann das einem anderen versprechen. Nicht mal Eltern ihren Schutzbefohlenen. Später dachte ich, ein guter Ehemann, einer, der sich um mich kümmert, der mich liebt, der alles tun würde, damit es mir gutgeht, sei ein Garant dafür, dass ich nichts mehr zu fürchten habe im Leben. Ich habe das echt geglaubt, und so altmodisch das Konzept vielleicht klingen mag, weiß ich, dass es auch heute noch viele Frauen gibt, die daran glauben. Ich erinnere mich gut an eine Bekannte, die mir mal erzählte, sie habe einen neuen Mann kennengelernt, und als sie so neben ihm auf der Parkbank gesessen und sich an seine Schulter gelehnt habe bei einem ihrer ersten Dates, da habe sie gespürt, nun müsse sie nie wieder Angst haben. Ich weiß noch, wie sehr mich der Satz erschreckt hat. Nicht, weil ich ihn nicht verstand, sondern weil ich ihn zu gut verstand. So was zu fühlen, zu wollen, zu hoffen, ist ja nicht abnormal, naiv oder bekloppt. Es ist menschlich und dennoch das größte Dilemma einer Beziehung. Eins, dass vor allem eine gute Beziehung zu einem selbst verhindert. Zu glauben, irgendjemand da draußen könne einen retten, ist ein Trugschluss. Retten von einer Kindheit, die vermeintlich nicht bilderbuchreif war, von einer Jugend, die nicht tadellos war, von mangelnder Selbstliebe und fehlendem Selbstrespekt, von der Verantwortung, nun erwachsen zu sein, retten vor dem Restrisiko Leben. Erlösen von dieser fürchterlichen Tatsache: Wir sind eine in uns vollständige Einheit, wir kommen und wir gehen allein. Und dennoch sind wir alle eins, sind wir unsichtbar verwoben.

Heute denke ich, dass es für Außenstehende auch schwer, wenn nicht sogar unmöglich ist, auf eine Panikattacke angemessen zu reagieren. Wer sich anmerken lässt, dass die Panik des anderen einem selbst Angst macht, verstärkt sie noch, ist also eher Belastung als Hilfe. Wer hingegen cool spielt, gelassen reagiert, kann auslösen, dass der Betroffene sich nicht gesehen, nicht ernst genommen fühlt. Ich habe beides erlebt, es ist wirklich schwer, etwas zu tun, das hilft. In so einem Zustand lag auf mir eine Art feiner Film, so als sei ich ein mit Imprägnier-Spray behandelter Stiefel, nichts geht raus, nichts geht rein, alles perlt wie Wasser ab. Abgeschottet, keiner soll eindringen, Schotten dicht, bis die Flut vorbei ist. Dahinter steckte nicht nur der Wunsch des Geheimhaltens, um meine Familie nicht zu beunruhigen, oder die Unfähigkeit, das Innenleben zu schildern, es hat auch ganz pragmatische Gründe: Reizüberflutung. Ich konnte in solchen Momenten nicht noch mehr Gefühle gebrauchen, nicht noch mit der Angst der anderen umgehen, weder Tipps noch Sorgen emotional verstoffwechseln. Alles war zu viel. Eine Überstimulierung der Sinne. Zu viele Geräusche, zu viele apokalyptische Visionen, zu viele Gefühle, zu viele Sensationen im Körper, viel zu viele Tabs im Kopf geöffnet. Zumachen ist also auch eine Art der Überlebensstrategie. Diese Überstimulierung betrifft vor allem hochsensible Menschen, die auf Reize schneller und extremer reagieren als andere. Das ist keine Auszeichnung, hochsensibel zu sein, man sucht es sich nicht aus, man kommt so zur Welt. Wie manche dickes und andere dünnes Haar haben, manche ein dickes Fell besitzen und andere eher porös sind. Darauf kann man weder stolz sein, noch muss man sich dafür schämen. Es ist gottgegeben, vielleicht Karma, oder für wen das besser klingt: Veranlagung.

Es ist Bürde und Gabe zugleich. Bürde vor allem dann, wenn man die eigene Empfindsamkeit als etwas Störendes betrachtet, wenn man so sehr darunter leidet, dass einem das Leben schwerfällt. Besonders empfindsam zu sein, hat aber auch etwas sehr Wertvolles: Man spürt die Magie der Welt stärker. Neben dem Gold spürt man allerdings auch all den Dreck deutlicher. Weswegen in letzter Zeit viel diskutiert wird, ob Künstlern wirklich die Bürde als Gabe verkauft werden sollte, nachdem in Musiker- und Schauspielerkreisen die Zahl der Depressionen, psychischen Erkrankungen und Suizide anstieg. Dass es nicht sein kann, dass der Preis für die Gabe, das Talent, derart hoch ist, sein Leben zu verlieren. Aber es gibt genug Menschen, die ganz andere Berufe haben und genauso empfindsam sind und leiden. Über depressive Bäcker oder panische Friseure wird nur nicht in der Presse berichtet wie über Hollywoodstars und Musiker. Auch ich bin eher durchlässig was andere Energien, Stimmungen, Psychen angeht, störanfällig, was Reize von außen betrifft. Aber es gibt Werkzeuge, um ein dickeres Fell zu bekommen. Der Begriff steht ja für nichts anderes als für starke Nerven. Eine der Techniken, die das Nervensystem extrem stärken, ist Kundalini Yoga. Ich praktiziere Yoga seit über zwanzig Jahren, aber keine andere Stilrichtung hat mich nervlich so stabilisiert. Okay, das Weglassen von Alkohol hat sicher auch gehörig dazu beigetragen. Kundalini Yoga nennt sich das Yoga des Bewusstseins, was nicht heißt, dass die anderen Yogastile unbewusst seien. Es umfasst eine Kombination aus körperlicher Praxis, Atemtechnik, Mantras und Meditationen. Das Gute daran ist, dass es wirklich jeder machen kann, man dafür weder gelenkig sein noch sonstige Attribute mitbringen müsste. Die Kriyas (Übungsreihen) lassen sich zu Hause durchführen, selbst dreiminütige Haltungen sind äußerst effektiv. Wie man das merkt? Indem man sie einfach macht und schaut, wie man sich vor und wie man sich nach den drei Minuten fühlt. Eine der Übungen, die ich für mich entdeckt habe, heißt ›Fists of Anger«, also Fäuste des Zorns. Sie hilft aber nicht nur bei Wut, sondern auch bei Ängsten, Panik und Stress. Es ist eine dreiminütige Ganzkörperübung mit Atemtechnik, die einen ungemein vitalisierenden Effekt auf Körper und Geist hat. Obwohl man bloß im Schneidersitz auf dem Boden sitzt, Fäuste macht und die Arme abwechselnd rückwärts, als würde man rückwärts kraulen, schnell über den Kopf nach hinten bewegt. Dazu atmet man mit offenem Mund, die Lippen machen eine O-Form, ein und aus. Ab der zweiten Minute wird es ungemütlich, das ist, wenn das Unterbewusstsein hochkommt. Wenn Dinge aufkommen, die man lieber unter Verschluss gehalten hätte. Und das ist exakt der Moment, weiterzumachen, eine Minute lang alles geben, alle Wut, alle Ängste hochholen, bei der Wurzel packen, rausreißen, und zurückboxen. Es gibt auf YouTube Videos davon, ich mag am liebsten die Version von Mikal Vega. Er war 22 Jahre lang Militärveteran und ist Gründer von Vital warrior, eine nichtmedizinische Methode, um mit posttraumatischem Stress umzugehen.

Zu lernen, nicht bei jeder Begegnung in der Welt da draußen auszuflippen oder sich energetisch ausgelaugt zu fühlen, ist ein wichtiger Punkt für sensible Naturen. Der Begriff Energievampir kursiert ja auch, also, dass einem durch andere Energie geraubt wird, dass man sich durch ihre bloße Anwesenheit danach ausgesaugt fühlt wie ein Schwamm. Ich kenne das Gefühl und bin auch große Anhängerin des Ratschlags, man solle darauf achten, wie das Nervensystem auf andere reagiert. Es gibt körperliche Anzeichen, ob ich mich wohlfühle oder verkrampfe, ob ich mich entspannen kann in einer Gesellschaft oder mich intuitiv verschließe. Ob ich wirklich ich selbst sein kann, oder mich verbiege. Das sind wichtige Signale, die es gilt wahrzunehmen, um sich selbst zu schützen. Dennoch schwingt auch hier in manchen Fällen eine Opferhaltung mit: Hilfe, man saugt mich aus! Ein schönes Ziel wäre doch, so stabil und bei sich zu sein, dass einem Vampire nichts anhaben können. Die Idee ist nicht, nichts mehr zu fühlen, sondern wahrzunehmen, zu beobachten, anzuerkennen. Statt alles ungefiltert in sich aufzunehmen, alles und jeden reinzulassen ohne Türsteher, die Lage eher nur zu observieren. Geistig sich vorstellen, zwei Schritte nach innen zu gehen, und einen wieder nach draußen. Das ist eine gute Distanz. Auch kann man lernen, nicht auf alles sofort zu reagieren. Erst mal eine Sekunde gar nichts machen. Gar nichts sagen. Den Impuls, sofort wie ein Wachhund anzuspringen, kontrollieren. Nicht jede Aktion verdient eine Reaktion. Nicht jeder Satz verdient ein Statement. Nicht jede E-Mail eine Antwort. Man braucht auch nicht jeden Geruch, nicht jedes Geräusch persönlich zu nehmen. All das lässt sich üben, weil sich der Geist trainieren lässt wie ein Muskel, und weil sich das Nervensystem stärken lässt wie der Bizeps. Man muss es nur lange genug und stetig machen, sich um diese Bereiche mindestens so hingebungsvoll kümmern wie um straffe Oberarme – falls einem solche Dinge etwas bedeuten. Um das Nervensystem zu stärken, gibt es zahlreiche Meditationen, die dazu beitragen, dass man geerdet, stark und verwurzelt genug ist, um auch mit Sachen klarzukommen, die weniger harmonisch ausgerichtet sind. Eine der Visualisierungen, die ich hilfreich finde, wenn ich unter Menschen gehe, ist diese: Vier

Säulen umgeben deinen Körper — vorne, hinten, rechts und links. Und in der Mitte bist du in deinem Zentrum, dort bleibst du, egal, was um dich herum geschieht. Das Gute an den Säulen ist, dass sie Schutz bieten. Sie stützen, haben aber nicht die Wirkung eines Sargs. Sie bieten Halt, doch das Wesentliche dringt noch durch. Das ist auch eine gute Übung, wenn einem das Überqueren eines Platzes Angst macht. Diese innere Akropolis hat eine ähnliche Wirkung wie eine starke Schulter zum Anlehnen. Wahlweise kann man natürlich auch gegen die eigene sensible Ader brachial vorgehen und sich mit allerlei Mitteln desensibilisieren. In unserer Kill-The-Pain-Society ist es üblich, sich mit Essen, Sex, Shopping, verschreibungspflichtigen oder frei verkäuflichen Drogen und mit Alkohol bewusstloser zu machen als man in Wirklichkeit ist. Vielleicht ist die Zahl von zehn Millionen Angstpatienten auch nicht ganz korrekt, wenn man nämlich mit hineinrechnet, dass es eine weit verbreitete und gesellschaftlich akzeptierte Methode ist, seine Ängste gründlich zu ersaufen. Sehr viele Menschen, die trinken, leiden unter einer gut versteckten Angststörung oder Depression. Nur sind die meisten nicht statistisch erfasst, weil ja alle trinken. Aufhören Alkohol zu trinken, macht nicht nur Angst, weil man es so gewohnt ist, weil man an seinem Wein hängt, oder weil er einem so furchtbar gut schmeckt, sondern weil dann nichts mehr da ist, was die Angst zumindest vorübergehend zum Schweigen bringt. Alkohol hat leider langfristig eine ganz unschöne Nebenwirkung auf Ängste: Er wirkt, als würde man Benzin ins Feuer schütten. Das hat unter anderem damit zu tun, dass es sich um eine psychoaktive Substanz handelt, die extrem ungut auf das zentrale Nervensystem einwirkt. Alkohol und andere Drogen werden leider nicht dazu führen, stabil zu werden. Aus Interesse an diesem Thema las ich neulich in einem Panikstörung-Selbsthilfe-Forum über einen Austausch zum Thema Genussmittel und Ängste. Welche der Genussmittel wie Alkohol, Kaffee, Zigaretten oder Zucker Panik triggern könnten. Einer sagte, er habe die Erfahrung gemacht, dass Kaffee eine Panikattacke bei ihm ausgelöst habe, ein anderer schrieb, ja, das kenne er, mehr als eine Tasse würde er nicht trinken. Aber vor allem Alkohol sei heikel. Nicht in dem Moment des Trinkens, denn unmittelbar hat Alkohol die Eigenschaft, Sorgen und Ängste extrem abzumildern. Das ist ja der Grund, warum so viel getrunken wird, der Grund, warum Alkohol sehr viel mehr ist als ein Genussmittel, was aber weder bewusstgemacht noch zugegeben wird. Das Problem zeigt sich erst am nächsten Tag und vor allem langfristig: Das Nervensystem und die Impulskontrolle werden schwächer, Ängste werden stärker, der Geist flatterig. Meist ist das der Zeitpunkt, an dem der nächste Drink diesen unangenehmen Zustand wieder geraderückt. Aber darüber habe ich ja bereits ein ganzes Buch geschrieben. In diesem Forum mischte sich ein Dritter ein mit einem Link über eine Hirnforschungsstudie, die das belege. Ein Vierter widersprach bockig, er würde auf jeden Fall Kaffee und Alkohol weiterhin konsumieren, auch wenn ihm bewusst sei, dass das eine Attacke triggern kann. Seine Erklärung leuchtete mir auch ein: Er wolle sich nicht der Angst beugen, nicht zu ihrem Sklaven machen, sondern ein ganz normales Leben führen, mit allem, was für ihn dazugehört. Und wenn er nach Feierabend mit einem Bier und einer Zigarette in seiner Küche sitzt und dann eine Panikattacke kommt, na dann lass sie kommen! So als sei die Angst ein Einbrecher, dem man sich entgegenstellt, als sei Trinken der dickste Mittelfinger, den man ihr entgegenstrecken kann. Ja, kann man auch so sehen. Ich sehe es anders. Ich glaube, dass Alkohol eine geliehene Sicherheit ist. Irgendwann muss man sie zurückgeben. Oder aber sich damit anfreunden, nicht unabhängig zu sein. In einem Zeitungsbericht las ich mal die provozierende Frage einer Autorin, was denn eigentlich das Problem sei, ein bisschen abhängig zu sein von Genussmitteln wie Chianti, Kaffee oder Kippen? Sie habe damit kein Problem. Es gibt Milliarden von Wahrheiten, jeder hat seine eigene. Meine ist die: Abhängigkeit, egal ob von Menschen, Umständen, Orten, Dingen oder Substanzen, hat immer eine Begleiterscheinung: das Gefühl, etwas zu brauchen zum Leben, was ich selbst nicht besitze. Das wiederum kann zu weiterer Panik und Depression führen, weil den eigenen Ressourcen nicht vertraut wird. Es ist eine sanfte Weltflucht. Es ist der Wunsch, wieder dorthin zurückzukehren, wo man herkam.

## Du bist deine eigene Rettung

Das erinnert mich an eine Doku, die ich mal gesehen habe. Sie handelte von drei Patienten mit Angststörungen und Panikattacken. Eine Frau war seit Monaten nicht mehr in der Lage, allein aus ihrem Haus zu gehen. Auch die Hausarbeit fiel ihr schwer, sie konnte eigentlich den ganzen Tag nur auf dem Sofa liegen und warten, bis ihr Ehemann und ihre Kinder nach Hause kamen. Der Mann war sehr rührend, er kümmerte sich liebevoll um seine Frau, die Kinder, die Wäsche, er kochte und half ihr, wo er konnte. Er war geduldig mit ihr, mit der Krankheit, die auch er nicht verstand. Er begleitete sie auf Spaziergänge, auch ihre beiden Kinder machten mit ihr kleine Runden im Dorf, die sie nach kurzer Zeit immer wieder abbrechen musste, weil es nicht ging. Die Kinder hatten mit den Tränen zu kämpfen, sie sagten, dass sie sich einfach nur wünschen, dass ihre Mama wieder so wird wie früher. Das Filmteam fragte in diesen Momenten, was genau denn nicht ging, um ihr und der Krankheit näherzukommen. Von außen sah sie aus wie eine mittelalte Frau mit einem Kurzhaarschnitt, sie kaute Kaugummi, vielleicht eine ihrer Methoden, um sich abzulenken. Sie versuchte zu beschreiben, was sie fühlt, zählte Symptome auf, Schwindel, Gangunsicherheit, Schwitzen, Herzklopfen. Ich dachte so bei mir, wenn das jetzt jemand sieht, der noch nie eine Panikattacke gehabt hat, kapiert der das doch nicht. Es gibt so wenige Möglichkeiten, um diese Todesangst zu vermitteln. Nicht mal dann, wenn man mit Sprache gut umgehen kann. Kein Wort wird dem Zustand gerecht. Und selbst auf mich, die ich wusste, wie sie sich fühlte, wirkte es von außen so – als sie schließlich einen Versuch wagten und die ganze Familie einen Ausflug auf den Weihnachtsmarkt machte, – als würde die Frau sich nur ein bisschen anstellen. Doch niemand, der so etwas hat, stellt sich an. Jeder, der das durchlebt, möchte nur eins: dass es verschwindet.

Die Brisanz, die eine Attacke für die Betroffenen hat, wird im Außen einfach nicht gut sichtbar. Auf dem Weihnachtsmarkt lief die Frau eingehakt zwischen ihrem Mann und den Kindern zwischen den Buden umher, es erklangen Weihnachtslieder, es blinkte und bimmelte überall, sicher roch es auch noch nach einem Mix aus Bratwurst und gebrannten Mandeln. Es war voll, eng und zu viel für sie. Genau das sagte sie dann auch nach ein paar Minuten in die Kamera, als sie sich abseits des Marktes hinter eine der Buden stellte. Ihr Mann schaute verständnisvoll in die Runde. Auch wenn es auf Zuschauer, Passanten vor Ort, und selbst auf ihn seltsam oder unverständlich gewirkt haben muss, was an einem Weihnachtsmarkt in der Provinz so furchteinflößend sein sollte. Ich wusste ziemlich genau, wie sie sich fühlte. Sie wollte nur schnell wieder nach Hause, bevor was Schlimmes passiert, bevor sie umfällt, bevor sie stirbt oder zumindest, bevor sie zu ihrem Mann sagen muss: Bitte, ruf einen Krankenwagen. Er, der nichts für sie hätte tun können. So wie ich einmal an einem Sonntagmorgen in unserem Ehebett lag und zwischen Bilderbuch angucken und Nutellabrötchen essen voller Überzeugung, nun aber wirklich zu sterben, plötzlich zu meinem Mann sagte: »Du musst einen Krankenwagen rufen!« Natürlich bahnte sich das langsam an, es gab einen Trigger, es gab einen Anfang, einen Mittelteil und einen Höhepunkt der Angst. Und es gab ein Ende. Bis dahin ließ er die Zeit verstreichen, er rief keinen Krankenwagen, er hielt es aus, hielt meine Panik aus, mein hektisches Aufspringen, wieder Hinlegen, das Heulen, das Hin- und Herlaufen in der Wohnung, das Haareraufen, das Kleider-vom-Leib-Reißen, er hielt es aus, die Panik in meiner Stimme, in meinen Augen und in meinen Bewegungen. Weil er wusste, dass ein Krankenwagen mir nicht helfen würde. Ich war ja rundum gesund, mal abgesehen von meinem Tatütata in der Birne. Er ließ mich allein da durchgehen, aber war für mich da. Und während ich am Bildschirm dieser Dokumentation über Angststörungen klebte und das Drama dieser fremden Frau verfolgte, erinnerte ich mich an all das, und meine Lippen formten leise einen Satz, den sie leider nicht hören konnte, den niemand außer ich selbst hörte: Alles, was dich rettet, ist in dir.

# 3. Herz pürieren

## Du hast eine Wahl

Wer sich mit Angststörungen auseinandersetzt, stößt schnell auf die These, dass manche Menschen, die eine Angststörung entwickeln, als Kinder keine sichere Bindung zu ihren Eltern hatten. Sie hätten das Verhalten ihrer nahen Bezugspersonen manchmal als unvorhersehbar erlebt. Auch Kinder, die unter Trennungsangst leiden, erlebten häufiger Panikattacken. Das kann gut sein. Die eigenen Eltern sind nun mal die größten Influencer, selbst dann, wenn sie nur einen Follower haben. Wie die eigene Kindheit wirklich war, lässt sich niemals objektiv sagen, es gibt neben den Fakten ja auch noch eine Ebene der Wahrnehmung, eine subjektive Erinnerung, ein Gefühl, das nicht der Realität entsprechen muss. Das aber dennoch der eigenen Wahrheit entspricht. Diese wahrzunehmen, ist wichtig. Wenn ich es so empfunden habe, habe ich es so empfunden, und dann ist es egal, wie es jemand anders empfunden oder gar nur von außen betrachtet hat. Gefühle sind nicht etwas, was man fühlen soll, sondern was man fühlt. Das Spektrum einer Kindheit ist groß, reicht von wunderbar über ganz okay bis fürchterlich und traumatisch. Vermutlich bekamen wir alle als Kinder nicht immer das, was wir gebraucht hätten, auch unsere eigenen Eltern nicht, nicht mal unsere eigenen Kinder, die mit hoher Wahrscheinlichkeit eines Tages auch beim Psychologen sitzen werden, um ihre Kindheit zu filetieren. Wir haben alle das Beste getan, was wir konnten. Jene, die nicht ihr Bestes gaben, sind schon bestraft genug. Der Rest ist Biographie. Und geht es am Ende nicht darum, wie man sein eigenes Leben meistert, egal, aus welchem Stall oder Palast man kommt, ganz gleich, ob man mit einem goldenen Löffel oder einer trendigen Golden Milk im Mund geboren wurde? Zählt nicht das, was man aus dem Geschenk, ein Leben bekommen zu haben, nach seinem achtzehnten Geburtstag macht? Statt dieses eine Leben damit zu verschwenden, äußere Umstände für schuldig zu erklären und andere Lebewesen anzuklagen, was sie möglicherweise versäumt haben oder nicht leisten konnten? Als Kind versteht man nicht, dass die eigenen Eltern noch so viel mit sich selbst zu tun gehabt haben, oder besser noch zu tun gehabt hätten, bevor sie Eltern wurden. Genau wie wir, die heute Kinder haben. Dass sie noch so viel an sich hätten arbeiten müssen, sie meist jung waren, sie sich selbst nicht kannten, sich selbst vielleicht nicht mal leiden konnten, sie Angst hatten vor uns und der Verantwortung für uns. Wie hätten sie uns etwas beibringen, etwas geben können, was sie selbst nicht erfahren hatten, was sie einfach selbst nicht kannten? Nicht nur als Kinder verstanden wir das nicht, manche Dinge verstehen und verzeihen wir ihnen bis heute nicht. Wir haben jedes Recht, wütend und traurig darüber zu sein, ich glaube bloß, diese versteckte Wut des inneren Kindes und Teenagers ist das, was am meisten hindert, ein friedliches, freies Leben als Erwachsene zu führen. Der Vorteil am Erwachsensein ist ja, die Wahl zu haben. Die Wahl zu haben, wie man auf seine Vergangenheit guckt und wie man seine Zukunft gestaltet. So betrachtet ist es nie zu spät für eine glückliche Kindheit. Vor nicht allzu langer Zeit bin ich morgens aufgewacht, schlaftrunken aufgesprungen, an den Schreibtisch gerast und habe einen Gedanken im Halbdunkel auf einen Zettel gekritzelt: Meine Eltern sind die besten Eltern, die ich mir hätte wünschen können, um genau das zu werden, was ich werden sollte: Ich selbst. Wie jemand aufwächst, hat Auswirkungen auf seinen Lebenslauf und auf seine Ängste. Schwere und Tiefe variieren stark, aber ich glaube, wir haben alle unsere Schlachten zu schlagen. Auch die Dauer variiert, die jeder Einzelne braucht, um seine Lebensthemen zu bearbeiten. Und dennoch glaube ich, dass irgendwann der Tag kommen muss, an dem man die Untersuchungen einstellen, den Fall endgültig abschließen sollte. All das gehen lassen muss, was möglicherweise nicht makellos war, was einem als Sechsjährige Kopfzerbrechen bereitet hat, was einem in der dritten Klasse gefehlt hat, was die Eltern vergeigt haben, was sie hätten besser, anders, klüger machen sollen, wer einem dies und jenes verwehrt oder angetan hat. Es war, wie es war. Keiner kann mehr zurück und es anders machen. Auch wir nicht. Meine Meinung ist deshalb, dass man all das irgendwann ziehen lassen muss, um selbst weiterzuziehen. Und zwar in die Richtung, die man selbst bestimmt. Erwachsen ist man dann, wenn man niemandem mehr die Schuld geben kann, dass der Pulli in der Waschmaschine eingelaufen ist, wenn man akzeptiert, die eigene Verantwortung zu tragen für alles, was einem widerfährt. Wenn man akzeptiert, dass das Gestern gegessen ist, und die Autorität über sein Leben wird. Analysieren, erläutern, forschen bringt anfangs Erleichterung, es ist, als sei man wie Miss Marple dem Geheimnis auf der Spur, warum man fühlt, was man fühlt. Aha, das ist also das, was ich erlebt habe, aha, und das hat dazu geführt, aha, und deshalb bin ich so und so geworden, aha, und das ist der Grund, warum ich heute Angst habe, aha. Das Leben wird aufgedeckt wie ein Kriminalfall. Und dann? Dann dreht man sich weiter im Kreis. Ich habe mich ein paar Jahre im Kreis gedreht, mit all meinem Wissen, wie die Angst heißt, die ich habe. Die Angst nicht totzuschweigen, sie nicht wegzudrücken, ist das eine. Das Problem ist aber eines Tages nicht mehr die Angst. Das Problem ist, dass man sich mit ihr identifiziert, von ihr besessen wird, an ihr hängt, dass man fühlt, denkt, sagt: Ich bin eine ängstliche Person. Das Problem ist, dass man anfängt, an seine Angst zu glauben.

Ab einem bestimmten Alter, spätestens mit dreißig, ist man seinen Eltern entwachsen, es ist Zeit, erwachsen zu werden, und es ist eine verdammt großzügige Geste an sich selbst, die Vergangenheit irgendwann ruhen zu lassen. Und es ist verdammt schwer, ich weiß das. Viele, wie auch ich, stecken häufig im Vorgestern fest, reagieren immer noch auf Vater und Mutter, obwohl sie selbst längst Vater und Mutter geworden sind. Obwohl sie selbst längst Erwachsene sind. Reagieren auf jeden Partner so, als sei er ihre Mutter oder wahlweise ihr Vater. Reinszenieren Beziehungen, Tragödien, die ihnen vertraut vorkommen, mit Menschen, die nicht ihre Eltern sind. Solange man nicht Frieden mit ihnen geschlossen hat, wird jede Beziehung eine recycelte Form der alten sein. Ich weiß, wie verführerisch es ist, den eigenen Ängsten verfallen zu sein, besessen zu sein von den eigenen Schwächen und Neurosen. Wie verlockend es ist, sie an denen abzureagieren, die einen lieben. An jenen, die man möglicherweise auch liebt. Und ich weiß, wie sehr dieser manische Fokus die Sicht versperrt, wie viel klarer es wird, wenn man damit aufhört. Ich weiß auch, wie oft ich daran immer wieder schön gescheitert bin und auch noch weiter scheitern werde. Die entscheidende Frage ist doch: Wann haben wir vor, damit aufzuhören? Wie lange geben wir uns noch, die Dramen der Kindheit und Jugend zu entwirren? Wann soll alles gelöst, besprochen, fertig analysiert, zu Ende untersucht sein, und wie lange bleibt uns dann noch? Der Tag wird nicht kommen, an dem wir sagen: Okay, nun habe ich vierzig Jahre lang alles bis zum Erbrechen durchgekaut, nun checke ich die großen Zusammenhänge, nun bin ich aufgeräumt, heil, fürchte nichts mehr, und der große Spaß aka Restleben kann beginnen. Hey, wo ist das Popcorn? Auch habe ich irgendwann erkannt, dass die Frage für mich nicht mehr lauten muss: Warum habe ich Angst? Weil, puh, damit kann man seine besten Jahre vertändeln. Sondern dass sie lauten muss: Wo will sie mich hinführen? Die erste Frage ist rückwärtsgewandt. Was hat im Gestern veranlasst, dass ich heute bin wie ich bin. Die zweite sieht die Angst als Chance und ergreift sie im Jetzt. Es gibt doch diesen Spruch »Let shit go«. Bevor man den Shit gehen lässt, ist es ratsam, sich zu ihm zu hocken, ihm zuzuhören, ihn anzuschauen, mit dem Shit zu dealen, sich von dem Shit zu heilen, aber dann: Hasta la vista, Baby.

Ängste reisen so lange durch Familien, bis es jemanden gibt, der sich traut, sich der Angst zu stellen, ihr ins Gesicht schaut. So wie man auf der Straße stehen bleiben würde, wenn man spürt, dass einem bereits seit zehn Häuserblocks jemand folgt. Man würde sich umdrehen, der Person fest in die Augen schauen und unverfroren fragen: Warum verfolgen Sie mich? Was wollen Sie von mir? Oder, wenn man einen freundlichen Tag hätte: Wie kann ich Ihnen behilflich sein? Es braucht nicht jemanden, der sich anderen in den Weg stellt, sondern der den eigenen Ängsten entgegentritt. Jemand, der weder wegschaut noch wegläuft. Wenn man mutig seinen Abgründen ins Gesicht blickt, gibt es keinen Grund mehr wegzurennen. Das, was man in sich repariert, heilt man für die ganze Familie, für ganze Generationen, die vor einem und vor allem nach einem kommen. Nennt man das nicht Evolution? Wenn dir jemand sagt: Ach, das liegt eben bei uns in der Familie, dann ist es an der Zeit zu sagen: Genau hier und jetzt wird es aufhören, weiterhin unbeachtet in der Familie zu liegen.

## Nur eine kleine Erstverschlimmerung

Eines Tages änderte sich unser Leben durch einen Umzug nach Berlin. Ich wollte nicht weg aus Hamburg, jetzt, da ich mich endlich in dieser Wohnung eingelebt hatte. Als wir ein paar Jahre zuvor dort eingezogen waren, hatte ich nämlich mit Geistern zu kämpfen gehabt. Als der Hausbesitzer in der ersten Woche im neuen Heim noch mal bei mir vorbeigekommen war, um eine Türklinke zu erneuern, ließ er beiläufig eine Info fallen, mit der ich nicht gerechnet hatte. Es war der zweite Tag in unserem neuen Heim, alles schien perfekt, ich saß am Küchentisch, schälte ein paar Möhren und fragte ihn: »Wer hat denn eigentlich vorher hier gewohnt?« Er schraubte an der Tür herum: »Frau Siebenschön.« Ich: »Und wo ist Frau Siebenschön nun?« Er antwortete ganz trocken, ohne seinen Blick von der Türklinke zu heben: »Die ist freiwillig aus dem Leben gegangen.« Sobald er weg war, hatte ich meinen Mann angerufen und mit einer sehr hohen Stimme in den Hörer gerufen: »Wir können auf keinen Fall hier wohnen bleiben!« Es war nicht das erste Mal, dass es Probleme mit mir und unserem Zuhause gab. Irgendwas war immer. In einer Erdgeschosswohnung vermutete ich tote Ratten unter den Dielen. Wir zogen aus. In der nächsten gab es einen Junkie im Nachbarhaus, was ich energetisch auch durch mehrere tragende Wände hindurch spürte. Wir zogen aus. Die dritte befand sich an einer viel befahrenen Straße. Wir zogen aus. Und nun, nach dem vierten Umzug innerhalb weniger Jahre, hatten wir den Geist von Frau Siebenschön zur Untermiete. Sie hatte sich zwar das Leben in unserem Heim genommen, aber dann offenbar doch umdisponiert: Sie war anwesend. Mein Mann erklärte mich für geisteskrank, und ich kauerte eine Woche lang mit wippendem Oberkörper an der frisch lackierten Heizung. Das Schlimmste war, dass ich tagsüber mit ihr allein war und nicht wusste, in welchem Raum und mit welcher Methode sie ihrem Leben ein Ende gemacht hatte. Ich wollte es auch gar nicht so genau wissen. Eines Abends sagte mein Sohn, an dessen Bettchen ich gerade saß:»Mama, wer ist denn diese Frau, die da immer im Flur entlangläuft?« Gänsehaut ist gar kein Ausdruck. Nach ein paar Wochen fing ich an, mit ihr zu sprechen, wir tranken Tee zusammen, und wenn ich die Tür aufschloss, war sie schon da. Das spüre man an dem Lufthauch, der einem entgegenkommt, hatte mir die Verkäuferin in so einem magischen Voodoo-Räucherladen erklärt. Eines Nachts, als ich wieder mal vor Angst nicht schlafen konnte, recherchierte ich, dass sie Schriftstellerin von dadaistischen Texten gewesen war. Ich lernte sie kennen, beschäftigte mich mit ihrem Leben, mit ihren Arbeiten, ich fragte Nachbarn, wie sie so gewesen war, und erinnerte mich daran, dass die Heizkörper und die Wände der Wohnung vor unserem Einzug in Ochsenblut gestrichen waren. Von dieser Nacht an schloss ich sie in mein feiges Herz und wusste nicht mal, warum. Aber immerhin fürchtete ich mich nicht mehr vor ihr.

Nach ein paar Jahren in dieser WG-ähnlichen Gemeinschaft zogen wir also schließlich gegen meinen Willen nach Berlin. Sie kam nicht mit, sondern winkte zum Abschied vom Balkon. Im neuen Haus gab es keine Geister, dafür Wildschweine und Einbrecher vorm Fenster. Ich hörte einen Winter lang jeden Tag »Aber Hier Leben, Nein Danke!« von Tocotronic. Ich hatte bereits Heimweh nach Hamburg, als wir im Konvoi mit dem Umzugswagen die Stadt verließen, und heulte die gesamte Fahrt bis nach Spandau durch. Ich hörte auch nicht auf zu heulen, als wir bereits Monate dort angekommen, in das Haus gezogen waren, vor dessen Fenster sich Fuchs und Uhu gute Nacht sagten. Ich litt unter Heimweh. Dabei war mein Zuhause bei mir. Mein Sohn ging in die Waldschule, mein Mann zur Arbeit in die Stadt, ich saß am Waldrand und heulte. Bis ein Husten das Heulen unterbrach. Nicht ich hatte ihn, sondern unser Sohn. Wir gingen in die Sprechstunde einer Ärztin, die homöopathisch behandelte. Sie trug rote Stulpen an den Handgelenken, die sie vermutlich selbst gestrickt hatte, und wenn sie sprach, bewegte sie ihren Kopf wie eine Schildkröte. Der Husten tauchte immer mal wieder auf, vor allem bei Anstrengung, was dazu führte, dass ich mich einmal hinter einem Busch beim Tennisplatz versteckte, um sicher zu gehen, dass es dem Jungen gut geht während des wöchentlichen Tennistrainings. Das verriet ich weder ihm noch ihr. Der Husten war das neue Nasenbluten. Schnell stellte sich jedoch heraus, dass meine Angst etwas mit seinem Husten zu tun hatte. Oder eher: Dass sein Husten etwas mit meiner Angst zu tun hatte. Beim zweiten Besuch sagte die Ärztin beim Abschied zu mir: »Wir müssen auch mal über Ihren Anteil nachdenken!« Und ich dachte: »Wir müssen auch mal über Ihr Outfit nachdenken.« Zwischen Tür und Angel, wie ein »Wenn es nicht besser wird, melden Sie sich morgen noch mal« hatte sie das gesagt mit meinem Anteil, und ich fand es eine Frechheit. Auf der Treppe wiederholte ich ihre Worte kopfschüttelnd leise vor mich hin. Die hat doch einen Knall, die Alte.

Beim nächsten Termin komme ich ohne meinen Sohn, dem es nach der Einnahme von ein paar Globuli, und meinem nachlassenden Fokus auf ihn, rasch bessergeht. Sie fragt mich, was sein Husten bei mir auslösen würde, was in mir nicht nur weitere Tränen, sondern eine ganze Fontäne an Ängsten zum Ausbruch bringt. Die Ärztin fragt, ob es okay sei, wenn sie mich filmen würde bei unseren Sitzungen. Es ist keine Psychotherapie, sie erklärt immer wieder: »Wir suchen nicht nach den Ursachen, wir arbeiten mit den Symptomen.« Fortan filmt sie mich bei jedem Termin mit der Kamera. »Gestern bei Ikea sagte eine Frau an der Kasse zu mir: ›Wie kann man nur so aggressiv sein...?‹.« Sie schreibt meine Worte mit, kringelt sie auf ihren Zetteln ein. Sind Angst und Aggression nicht dasselbe? Ist Hass nicht in Wahrheit frustrierte Liebe? »Meine Symptome sind diffus. Manchmal so, als hätte ich rohe Eier unter den Schuhsohlen, manchmal nur Angst, ohne Eier«, erzähle ich vor laufender Kamera. Nach einer Stunde holt sie ein paar Kügelchen, deren Namen sie mir nicht verrät, und stellt sie auf ihren Schreibtisch, auf dem zwei Fotos in einem Bilderrahmen stehen. Ein Junge und ein Mädchen. Ich stecke das kleine Papierkuvert in meine Tasche wie eine Drogensüchtige. Besorgt, es an der nächsten Ecke zu verlieren. Eine Hochpotenz löst man in einem Glas Wasser auf, rührt sie mit einem Plastiklöffel um und trinkt sie über den Tag verteilt schlückchenweise. Ich spüre es. Es wirkt. Beim Abschied eines unserer Termine sagt sie:»Der Mensch vergisst seine Verletzungen, sein Vegetativum jedoch nie. Menschen mit Angststörungen haben hochorganisierte und stabile Furchtnetzwerke, die bereits durch die kleinsten Hinweisreize aktiviert werden.« Am nächsten Tag laufe ich über den Theodor-Heuss-Platz und bekomme vor dem Supermarkt eine Panikattacke, die erst nachlässt, als ich wieder in meinem Lupo sitze. Sicher nur eine Erstverschlimmerung.

## Instant-Erleuchtung

Es folgten weitere Stunden, in denen mich die Ärztin mit den Stulpen auf Video aufnahm, manchmal kam ich mir komisch dabei vor, aber die meiste Zeit vertraute ich darauf, dass wenigstens sie weiß, was sie tut. Wenn ich schon nicht wusste, was ich noch tun soll. Mir ging es tatsächlich besser, ohne mir oder anderen erklären zu können, warum. Ich erzählte ihr all meine Gedanken. Nicht, um herauszufinden, was die Ursachen für meine Ängste waren, sondern, wie sie mir ja mehrfach weiterhin erklärte, um die Symptome zu dechiffrieren. Auch erklärte sie mir, dass sie nicht mit Mischungen arbeiten würde, sondern ausschließlich mit reiner klassischer Homöopathie nach Samuel Hahnemann. Um aufkommende Debatten aus dem Weg zu räumen: Die Schulmedizin hat einen anderen Ansatz als die Homöopathie, ich bin mir dessen bewusst. Jeder macht das, was sich gut anfühlt. Weder hatte ich damals Interesse daran rauszufinden, warum es wirkt, noch wollte ich mit Gegnern der Homöopathie Diskussionen führen, dass das ja alles Humbug sei. Auch heute tue ich das nicht, denn für mich galt und gilt das Credo: Wer heilt, hat recht. Etliches in der Welt lässt sich als falsch beweisen, aber eine Sache, die sich niemals widerlegen lässt, ist Selbsterfahrung: Die eigene Erfahrung über sich selbst ist wichtiger als das, was andere glauben. Was auch immer zur Heilung beiträgt, muss und wird jeder für sich herausfinden. Ich kann nur teilen, was mir half. Und einen großen Anteil daran hatte eben die Homöopathie.

Manche meiner alternativen, spirituellen Versuche linderten die Beschwerden vorübergehend, manches machte kurzfristig Sinn, andere machten deutlich, dass es auch keine Lösung ist, wie wild nach dem Schmerz zu graben. Diese Versuche hinterließen Maulwurfshügel, ein wirres Labyrinth im Kopf statt Klarheit. Und es gab Versuche, die mich zum Lachen brachten, das waren mir die liebsten. Es folgten Selbstversuche mit und ohne Guru, und eines Sonntags saß ich in einer indischen Kurta mit den Beinen verknotet irgendwo in Mecklenburg-Vorpommern, sang Shanti, Shanti, Shanti und fragte mich, was ich eigentlich treibe. Was ich hier verloren habe, und warum wir immerzu schweigend durch den matschigen Wald laufen, als würden die Antworten im Unterholz liegen. Einer der Swamis hatte mir einen spirituellen Sanskrit-Namen gegeben, den ich flüssig aussprechen konnte. Er bedeute »die Milde, die Bescheidene«. Ich haderte mit dem Namen, fand, er klang umständlich und unsexy. Außerdem kam ich mir weder mild, geschweige denn bescheiden vor in meinen Ugg Boots. Nun, der spirituelle Name weise ja auch darauf hin, wo es langgeht, was das Ziel ist: Mild und bescheiden werden. Vor dem Essen hielten wir uns an den Händen und sangen Hare Krishna. Dann gab es Linsen. An diesem Sonntag im Schneidersitz fing ich laut an zu lachen, und konnte bis zum Savasana (die Totenstellung am Ende einer Yogastunde) nicht mehr aufhören, während neben mir in senfgelben Bollerhosen laut verdaut wurde. Vorher war ich bei einem ayurvedischen Arzt zur Ernährungsberatung gewesen. Seine Diagnose lautet: »You need some blood!«, dazu kritzelte er ein Auge auf ein Blatt Papier und schrieb daneben: Panasonic. Der Reiskocher, den ich mir dringend kaufen sollte, musste unbedingt von Panasonic sein. Alles andere sei Schrott. Er wiederholte immer wieder Panasonic und kreiste das Wort mehrfach ein. Das mit dem Auge verstand ich nicht, irgendeine Pupillendiagnose, auf die er nicht weiter einging. Ich sollte ihn mit in den Sommerurlaub nach Sizilien nehmen, den Reiskocher, und ja, das sei wichtig und gar kein Problem, wenn man sich erst mal daran gewöhnt habe. Er nehme seinen Reiskocher ständig mit auf Reisen, und seine Frau auch. Zwei Menschen, die mit zwei Reiskochern umherziehen, als sei er ihr Kind. Der Doktor nahm kein Blatt vor den Mund und attestierte mir, dass meine Leberflecke vom vielen Brot herrührten. Die Expertise der eigenen Lebensgeschichte aus der Hand zu geben, zu glauben, etwas außerhalb meiner selbst wisse mehr als ich weiß, wisse, was gut für mich ist, trieb mich lange an. Ich sinnierte, was ich alles schon getan, was ich nicht alles unversucht gelassen, was ich bereits für ein Spektakel hinter mir hatte, wie viel ich in meinem Leben schon gereinigt und wie viel Brot ich zu Lebzeiten schon gegessen hatte. Ich habe Familienaufstellungen gemacht, Rückführungen in vergangene Leben, saß jahrelang auf Sitzgelegenheiten sämtlicher Psychologen, hock-

te stundenlang auf meinen Sitzbeinhöckern auf Meditationskissen, war bei einer Tapping-Therapie, um eventuelle Trau-
mata aufzuspüren, besuchte einen Aura-Fotografen, ich habe
gefastet, auf allen vieren den Ashram geschrubbt, mich mit
der Kabbala beschäftigt, balla-balla wie Madonna einen roten
Bindfaden am Handgelenk getragen, versuchte es mit Alkohol,
versuchte es ohne Fleisch, versuchte es ohne Zucker, versuchte
es ohne Sex. Aber egal, was ich unternahm: Immer hatte ich
mich selbst am Hals.

## Meine Aura will Spaß haben

Wer einmal Suchende ist, ist immer Suchende. Wer suchet,
der findet garantiert immer eine weitere Möglichkeit, sein Inneres zu ergründen. Ich fand eines Tages den Flyer eines Aura-Fotografen und machte umgehend einen Termin. Kaum
war ich in der Praxis – eine Altbauwohnung an einer vierspu-
rigen Straße – eingetreten, lag auch schon meine linke Hand
auf einem Gerät, das aussah wie ein Lügendetektor. So fühlte
sich die Untersuchung dann auch an: als hätte ich ein großes
Geheimnis, und nun käme alles ans Licht. Doch erst mal kam
zwei Minuten lang gar nix. Der Aura-Fotograf schaute stumm
auf seinen Laptop, während ich gebannt in die Webkamera
starrte, die viel zu weit unten angebracht war, was mir auf
jeder Aufnahme ein Doppelkinn bescherte. Darüber hinaus
sah man auf dem Foto, das wenig später scheppernd aus dem
Drucker kam, einen blauen Klumpen auf Höhe meines Kehl-
kopfs, gemischt mit etwas Safran und Lila. Während über mir

eine rosafarbene Wolke waberte, die ich spontan als Erleuchtung interpretierte. »Das ist schon etwas komplexer«, sagte der Aura-Fotograf und begann mit seinen Ausführungen: »Ihr Kehlkopf-Chakra, Zentrum für Kommunikation, ist sehr aktiv.« Das überraschte mich wenig. Auch spirituell sei ich weit vorne, sagte er, das Wort hellsichtig fiel sogar. Violett und Blau stünden für ein aufnahmefähiges Energiefeld, das gut fließt. Ich richtete mich auf und fühlte mich top. Doch wir waren noch nicht ganz am Ende, nicht ganz so optimal sei die Tatsache, dass mein Unterbewusstsein eine andere Farbe habe als mein Wachbewusstsein, nämlich komplett gegensätzlich. Ob ich in einer inneren Diskrepanz leben würde, wollte er wissen. Dieser Farbkontrast sei auf jeden Fall ein Hinweis darauf, dass ich meine Feinfühligkeit vor der Außenwelt verbergen möchte. Ach, und da sehe er noch etwas Spannendes: dass ich mich von den Energien anderer Menschen nicht gut abgrenzen könnte. Woher wusste er das nur? Da würde ein schwarzer Turmalin prima helfen, riet er mir, den ich fortan bei mir tragen sollte. Es kam noch schlimmer. Denn laut dem Aura-Experten sollten alle Chakren schön gleichförmig rund und kräftig in der Farbe sein. Was bei mir nicht der Fall war. Meine sahen eher aus wie verunglückte Wischtechnik, vor allem mein Sakral-Chakra war verschwindend klein und unförmig. Nicht gut, zumal es sich hierbei nicht um das relativ banale Kommunikationszentrum, sondern dummerweise ums Sexual-Chakra handelte. Während wir über mein offenbar unterentwickeltes Sex-und Partnerschafts-Energiefeld sprachen, wurde ich sehr müde und irgendwie genervt, was ich auf eine akute Unterzuckerung schob, der Aura-Fotograf aber als Abwehrhaltung interpretierte und einen Konflikt in meinem Sakral-Chakra vermutete.

»Der beste Weg, sein Energiefeld weit zu machen«, erklärte er, »ist, innere Konflikte abzubauen. Ein Energiefeld fängt dann an zu strahlen, wenn wir Spaß am Leben haben, im Hier und Jetzt sind und uns freuen.« Als wir die Aufnahme wenig später noch einmal wiederholten, war plötzlich sehr viel Grün in meiner Aura. »Das kann ein Zeichen sein, dass bereits Heilung stattgefunden hat«, mutmaßte der Experte. Ich sagte an diesem Nachmittag nur noch sehr wenig und legte mich schon um sechs Uhr abends mit meinem mickrigen Sakral-Chakra niedergeschlagen ins Bett.

## Familienaufstellung

Was stellenweise wirklich zum Lachen war und auch mich amüsierte, hatte durchaus einen ernsten Hintergedanken: Ich musste die Lösung finden. Bloß konnte ich das Problem gar nicht mehr so richtig benennen. Es ging mir gut. Wir waren, nachdem ich ein Kalenderjahr durchgejammert hatte, wieder auf meinen Wunsch und mein Drängen hin zurückgezogen nach Hamburg. Nachdem Berlin also auch überstanden war, konnte ich nicht mal mehr Heimweh haben. Auch unter akuter Panik litt ich nicht mehr, hier und da ein Anflug vielleicht. Der Husten des Kindes besserte sich. Die Lage stabilisierte sich, ich hatte wieder mein intaktes Zuhause. Bis ich eine Astrologin aufsuchte, die mir empfohlen wurde. Bis heute kann ich nicht mehr rekonstruieren, was ich mir von ihrem Blick in die Sterne versprach, warum ich nicht lieber meinem Mann in die Augen sah. Warum ich nicht einfach mal zufrieden war, warum ich keinen Frieden fand, warum ich immer weitersuchte wie eine durchgeknallte Wühlmaus. Anzunehmen ist, dass ich innere Konflikte auflösen wollte. Die Tatsache, dass ich zeitlebens zu viel Brot gegessen hatte, ließ sich ja nun nicht mehr ungeschehen machen. Die Astrologin bat mich in ihr Dachgeschoss. Vorab hatte ich ihr mein Geburtsdatum und den Geburtsort mitteilen müssen. Sie ihrerseits hatte ihre Hausaufgaben bereits gemacht und legte auf den Couchtisch eine handgeschriebene Skizze, bei deren Anblick ich nur Bahnhof verstand. Mein Haus, die Sonne, der Mond, die Sterne, die Venus, der Saturn, das zehnte Haus, der Skorpion, mein Aszendent, das Haus meiner Eltern, ich hörte das alles, was sie sagte, aber das Einzige, das hängenblieb, nachdem ich mich nach einer Stunde verabschiedet und ihr das Honorar überreicht hatte, war folgender Satz: »Sie müssen unbedingt eine Familienaufstellung machen!« Sie klang, als sei mit meinen Sternen echt nicht zu scherzen. »Vorher werden Sie keinen Frieden mit sich und ihrer Familie finden!« Sonst würde ich eines Tages krank werden. Es müsse raus, alles müsse raus. Wenn einem jemand sagt, dass man krank werden würde, wenn man dies und jenes *nicht* unternimmt, hat man kaum eine Wahl. Schon gleich gar nicht, wenn man um das eigene Wohlergehen ohnehin schon stets besorgt ist. Mit der Angst der anderen lässt sich viel Geld machen. Als ich wenig später bei der Dame anrief, die mir empfohlen wurde, um eine Familienaufstellung zu machen, sprang der Anrufbeantworter an. Ich stammelte rum, dass ich mich für den nächsten Termin interessiere, den sie anbieten würde, und heulte bereits, als ich meinen Namen buchstabierte. Als Ulla wenig später zurückrief, erklärte sie mir, Anlass für mein emotionales Aufgewühltsein sei das energetische Feld. Das sei schon am Wirken, weil ich den Entschluss gefasst hätte, mit meinen Ahnen Kontakt aufzunehmen. Der nächste Termin sei bereits ausgebucht, aber sie würde mich ausnahmsweise noch aufnehmen, es sei ja wohl ein dringender Fall. Ulla lebte in einem Reihenhaus am Stadtrand, Salzteiggebäck an der Tür, vor der ich Samstag darauf um neun Uhr auf der Matte stand. Zu Hause log ich, ich ginge auf einen Yoga-Workshop, keiner schöpfte Verdacht. Während ich das Auto einparkte, durchzuckte mich kurz die Idee, wieder umzudrehen, niemand hatte mich gesehen, noch konnte ich abhauen. Statt umzukehren, stieg ich aus, ging auf die Tür zu und klingelte. Im Haus waren bereits alle Teilnehmer versammelt, sie strahlten, als gebe es gleich Gruppensex, und wir tranken Tee aus großen Thermosflaschen, der Glückstee hieß. Dann ging es los. In einem weiß gefliesten Zimmer im Souterrain, ein paar Hydrokulturpflanzen ringsum, nahmen die Teilnehmer sockig Platz. Es gab ein paar warme Worte und eine Einführung in das Regelwerk der Familienaufstellung. »Ganz wichtig«, sagte Ulla, die Aufstellerin, »ist es, dass ihr nicht eure benutzten Taschentücher in die Hosentasche steckt, werft sie einfach auf den Boden, wir heben sie am Ende alle auf. Die alte, verbrauchte Energie darf auf keinen Fall bei euch bleiben!« Als ich mich vorstellte, heulte ich bereits wieder und warf mein Tempoknäuel auf die weißen Fliesen. Man lächelte mich milde an, und ich war besorgt, dass gleich die Ahnen kommen und auf den nass geheulten Rotzfahnen ausrutschen würden. An diesem Samstag dachte ich immer wieder: Wenn mich jetzt jemand hier sehen würde! Was in den folgenden Stunden geschah, ist unbeschreiblich. Nicht nur, weil es bizarre Situationen gab, die auf mich wirkten wie ein Kammerspiel, sondern auch, weil das Konzept der Aufstellung schwer zu vermitteln und nachzuvollziehen ist, wenn man es nicht selbst schon mal erlebt hat. Familienaufstellung bezeichnet ein Verfahren, bei dem Personen stellvertretend für Mitglieder des Familiensystems eines Klienten angeordnet, also im Raum aufgestellt werden. Ziel ist es, durch die Position, in die man die Mitglieder stellt, Muster innerhalb jenes Systems erkennen und Konflikte lösen zu können, um dadurch Beziehungen bereinigen zu können, obwohl der betreffende Mensch gar nicht dabei oder bereits tot ist. Hätte ein Teil von mir nicht an das Konzept der Familienaufstellung geglaubt, wäre ich natürlich gar nicht erst hingegangen, aber es verlangte schon viel von mir, zwischendrin nicht immer wieder in Tränen auszubrechen. Wenn ich nicht gerade damit zugange war zu heulen. Ich habe schon oft gehört, wie erleichternd und befriedigend so eine Aufstellung sein kann, dass sie tiefgreifende Muster auflösen kann. Manche berichten sogar davon, dass eine einzige Aufstellung, die richtig und verantwortungsbewusst von geschulten Aufstellern durchgeführt wird, eine langjährige Psychotherapie ersetzen kann. Diese Erfahrung habe ich nicht gemacht. Das Gefühl, das ich empfand, war eine verrückte Mischung aus berührt und angewidert sein. Alles was man an Belegen hat, um zu überprüfen, ob alternative Heilmethoden oder therapeutische Maßnahmen einem persönlich helfen, ist ja das eigene Gefühl. Als ich die anderen Teilnehmer bei ihren Aufstellungen beobachtete, dachte ich, was, wenn die hier alle in Wahrheit eigentlich den Traum hatten, Schauspieler zu werden? Was, wenn sie sich nun in der Rolle von Rüdigers Mutter oder Renates Tochter gefallen und sich selbst verwirklichen wollen? Was, wenn es ihnen Freude macht, in meiner Geschichte mitzuspielen? Und wo kommen die eigentlich alle her, also die Freiwilligen, die sich als Stellvertreter zur Verfügung stellen, bei Ulla im Souterrain? Die Aufstellerin sagte, nein, nein, das habe mit Schauspielerei nichts zu tun, sie würden stellvertretend fühlen, was die Mitglieder des Familiensystems gefühlt haben. Es gibt auch eine Variante der Familienaufstellung, bei der Spielfiguren statt echte Menschen eingesetzt werden. Das soll emotional wohl weniger belastend sein.

Bei mir gab es statt Schleichtieren echte Menschen, und bevor ich dran war, meinen eigenen Stammbaum zu rekonstruieren, wurde ich erst mal als Stellvertreter eingesetzt von einer Frau, die berufliche Probleme hatte. Sie war unsicher, ob sie bei ihrer Arbeitsstelle kündigen und sich selbständig machen sollte. Die Idee war es, eine Ballonfirma zu gründen, also einen Laden zu eröffnen, der Ballons in Herzform und mit Diddlmaus-Motiven anbietet. Ich wurde als die Ballonfirma aufgestellt und sollte mich in diese hineinversetzen und aussprechen, wie ich mich dabei fühle. Es gelang mir nicht so gut. Wie soll ich denn wissen, wie sich die Ballonfirma fühlt, wenn ich nicht mal sicher bin, was ich empfinde? Als der berufliche Fall geklärt war und dabei herauskam, dass sie sich auf keinen Fall selbständig machen sollte, wozu ich sicher mit meinen indifferenten Gefühlen als Ballonfirma beitrug, war ich mit dem Aufstellen an der Reihe. Ich, die ja laut Astrologin irgendwas mit meiner Familie klären müsse, um mit meiner eigenen Familie glücklich zu werden. Es gab da einen Mann, den ich als meinen Vater aufstellte, ich pickte ihn in der Runde einfach heraus, weil Ulla gesagt hatte, man solle das ganz intuitiv auswählen. Der Mann war sehr klein, schlechtgelaunt und Belgier. Es folgten Stellvertreter für meine Mutter und meine Schwester, was mir auch schwerfiel, weil sie ganz andere Frisuren hatten als meine echte

Familie. Aber ums Haarstyling ging es ja nicht. Ich rückte also den belgischen Wicht und die zwei fremden Frauen im Souterrain hin und her, brachte sie in eine Position zueinander, die mir intuitiv richtig erschien. Um mich herum ein Stuhlkreis aus stillen Beobachtern. Ulla stand irgendwie immer mit ihrem Klemmbrett im Weg rum und stellte dumme Fragen, ich stellte Fragen an den Belgier, der ja meinen Vater darstellen sollte, aber sein Akzent irritierte mich. Ich musste immer wieder schauen, wo sie stehen, ob es sich so nun richtig anfühle, und am Ende alle in den Arm nehmen, auch den winzigen Belgier, der mir mega unsympathisch war. Um die Mittagszeit stand ich in einem Haufen Rotzfahnen und sagte in den Raum rein: »Irgendwie fühlt sich das hier alles krank an!« Was am Ende des Tages herauskam, was sich klärte oder welcher Konflikt sich löste, kriege ich heute nicht mehr zusammen, aber Ulla meinte zu guter Letzt, nun sei alles geklärt. Ach nee, vorher musste ich noch meinen Mann und meinen Sohn aufstellen, und dabei kristallisierte sich folgende Quintessenz heraus: Meinem Sohn würde es Angst machen, wenn ich immer Angst hätte um alles. Da war wohl was dran, nur hatte ich das mit meinem gesunden Menschenverstand bereits gewusst, bevor ich nach Poppenbüttel aufgebrochen war. Und nichts änderte sich an meiner Angst, nachdem ich Poppenbüttel wieder verlassen hatte. Als ich nach Hause kam, fragten die beiden: »Was hast du denn da an deinem Pulli kleben?« Ich erschrak, es war ein Namenschild. Gott sei Dank stand nur »Susanne« und nicht »Happy Balloon« darauf.

## Stabile Rückenlage

Nicht lange nach der Familienaufstellung bekam ich eine meiner schwersten Panikattacken. Sie kam überraschend in einer Kneippkur, die ich irgendwo in Süddeutschland für einen Zeitungsartikel zu absolvieren hatte. Heute sehe ich sie als Ende und Anfang von etwas, für das ich damals noch keinen Namen hatte. Manche Kapitel im Leben bekommen erst sehr viel später einen Titel. Ich war mittlerweile eine erwachsene Frau von vierzig Jahren, hatte eine dreizehnjährige Ehe, einen dreizehnjährigen Sohn und einen Job, der gut lief, wir lebten zusammen in einer wunderschönen Wohnung in einem der schönsten Stadtteile Hamburgs, alle waren gesund und munter, ich hatte alles, was ich brauchte. Doch ich überstand das Fotoshooting im Bademantel während der Kneippkur nur mit Ach und Krach. Der Krach war wie immer mehr innen als außen. Der Fotograf forderte mich mehrfach auf zu lächeln, noch eine ganz natürliche Pose zu machen, über ein Bächlein zu springen, im Wasser zu waten. Irgendwann – wir standen mit dem Foto-Equipment, dem Assistenten, der Haare-Make-up-Frau in einer blühenden Frühlingswiese – streikte ich. Ich sagte, dass es mir nicht gutginge, ob es denn mit den Aufnahmen nicht reichen würde. Der Fotograf setzte sich darüber hinweg, weil auch er nicht sehen konnte, was mich plagte. Du kannst unmöglich in so einer Situation in die Runde rufen: Leute, bei mir ist gerade 'ne Panikattacke im Anmarsch! Auch auf den Fotos kann man nichts sehen, selbst mir fällt schwer, zu erkennen, an was ich während des Shootings litt. Ich war nicht mal blass, was auch an der dicken Schminke gelegen haben könnte, unter der ich mich genauso wenig wohl fühlte wie unter der mit Haarspray fixierten Fernsehansagerinnen-Frisur, die man mir gegen meinen Willen verpasst hatte. Ein bisschen fühlen sich solche Pre-Panikzustände an, wie wenn man mitten in der Nacht vom Wecker wach wird, aus dem Bett hochschnellt und zu einem frühen Flug aufbrechen muss. Dieses etwas flaue Gefühl im Magen, die Puddingbeine, der Gehirnnebel, die einen bis zur Landung begleiten. Bloß, dass die Panik-Airline ewig kreist statt zu landen. Am Nachmittag hatte ich noch einen Termin mit der Leiterin der Therme im Ort. Ich ging zu Fuß durch die Felder dorthin, um frische Luft zu schnappen und um wieder klar zu werden in der Birne. Die Panik war nicht wie sonst, sie kam nicht anfallsartig, sie sprang mich nicht wie üblich kurz an und verschwand genauso fix wieder. Sie legte sich um mich wie eine Schlange. Als ich am Schwimmbad eintraf, hatte ich sie immer noch um den Hals drapiert. Ich meldete mich am Empfang an, man führte mich hoch in den zweiten Stock zu dem Büro der Leiterin, wo man mich erwartete. Noch heute weiß ich, wie gerne ich wieder gegangen wäre, wie wenig ich ihr folgen konnte, wie unruhig ich war, wie ich durch meinen Fragenkatalog hetzte. Sie fragte mich, ob ich nicht noch die Therme nutzen wolle, aber um Himmels willen nein, dachte ich, und log, ich hätte heute leider noch so viel auf dem Zettel. Ich bin ziemlich sicher, dass sie im Leben nicht daraufkam, was ich im Inneren in diesem Augenblick durchstand. Von außen wirkte ich bestimmt eher desinteressinert als desorientiert. Niemand rief aus: Meine Güte, Sie haben eine Schlange um den Hals liegen! Stattdessen sagte die Leiterin, sie wolle mir noch wenigstens kurz das Bad zeigen. Wir gingen also runter in das lärmende Hallenbad, es roch wie damals in der Grundschule, als ich nicht vom Dreier springen konnte. Kinder kreischten tobend im Wasser, es war warm, stickig, und ich zählte die Minuten, bis die Führung durch den Ruhebereich, die Whirlpools, die Infrarotsauna, das Dampfbad, die Kinderplanschbecken endlich überstanden war. Dann lief ich mit der Giftnatter im Schlepptau zurück zum Hotel, legte mich ins Bett und schlief bis zu meinem nächsten Termin. Das Abendessen mit dem Bürgermeister des Kurortes wenig später musste ich noch vor der Vorspeise abbrechen mit den Worten: »Es geht mir irgendwie nicht so gut.« Er sah mich erschrocken und gleichzeitig misstrauisch an, wir waren ja gerade erst eingetroffen, hatten Getränke bestellt. Er hatte mich im Kurhotel abgeholt. Eine Viertelstunde später saßen wir wieder in seinem Wagen, er fuhr mich zurück ins Hotel, und ich schämte mich in Grund und Boden. Er erklärte während der kurzen Fahrt, das könne so eine Kur schon mal auslösen, da seien ja viele Reize am Wirken, die Kneippkur habe Robustierung zum Ziel. Beim Aussteigen ging es mir schon besser, und ich machte mir Vorwürfe, warum es mir nicht möglich gewesen war, in diesen besseren Zustand zu kommen, während wir im Gasthof gesessen hatten. Warum es immer nur möglich war, in diesen robusteren Zustand zu kommen, wenn ich allein war. Meinen gebuchten Heimflug am nächsten Tag musste ich absagen, weil ich nicht transportfähig war, was die Psychologin des Hauses feststellte, als ich am Morgen aufgelöst vor ihr saß. Sie ließ mir Frühstück in den Garten bringen, ich solle mich ausruhen. Wie auf dem Zauberberg lag ich stundenlang in Decken gehüllt und mit einem Teller voll Mini-Croissants im Garten des Sanatoriums und schluchzte leise vor mich hin. Was war geschehen? Passierte das alles wirklich wegen ein paar kalten Aufgüssen? Ich konnte es mir selbst nicht erklären. Die Psychologin sah mich am anderen Tag mitfühlend an und riet in strengem Ton: »Wenn Sie zu Hause sind, müssen Sie sich aber dringend um eine Therapie kümmern!« Als sei ich ein Anfänger. Ich dachte: Wann hört das eigentlich mal auf, habe ich nicht schon genug versucht, mir nicht genug Mühe gegeben? Es war mysteriös, wenige Tage zuvor war ich als scheinbar souveräne Frau losgeflogen, und nun war ich nicht mehr in der Lage heimzufliegen. Nicht mehr fähig, einen innerdeutschen Flug anzutreten. Die zwei geschenkten Tage dort genoss ich auf eine seltsame Art, als würden sie mich vor der Wirklichkeit noch einen Augenblick verschonen, mir das Leben vom Hals halten. Als würden sie mir kostbare Zeit schenken. Ich ging spazieren im Ort und kaufte mir einen türkis-weiß gepunkteten Schlafanzug, gerade so, als würde ich mich vorbereiten auf einen längeren Krankenhausaufenthalt. Heimlich gefiel mir diese Schonfrist, in der ich noch ein wenig verweilen durfte. In einem Souvenirladen fand ich eine Ansichtskarte, die ich meiner Freundin schickte, als sei ich in den Ferien am Gardasee. Auf der Karte war eine lachende Sonne gemalt und darunter stand: »Wenn du Gott zum Lachen bringen willst, dann mache einen Plan.« Zweimal täglich marschierte ich ins ortsansässige Reformhaus und trank zwischen Senioren einen frisch gepressten Rote-Beete-Saft, und jedes Mal, wenn ich vor dem Reformhaus auf der kleinen Bank saß und die blutrote Flüssigkeit meine Kehle runterlief, spürte ich eine unerhörte Sehnsucht, für immer dort an diesem Ort zu bleiben. Mehr noch als der Ort gefiel mir mein eigener Ausnahmezustand, in dem man mir die Wahrheit nun wirklich nicht zumuten konnte.

## Emotionale Erpressung

In dieser Doku, von der ich weiter vorne sprach, kam noch eine weitere Patientin mit Panikattacken vor. Diese Frau lebte mit ihrem jüngeren Partner zusammen, der sie einmal wöchentlich zur Therapiesitzung in die nächste Stadt fuhr. Dort wartete er eine Stunde auf dem Parkplatz, um sie wieder einzusammeln. Auch brachte er sie zum Friseur, fuhr mit ihr einkaufen, begleitete sie zu einem Treffen mit ihrer Tochter. Sie unternahm nichts allein, weil ihre Angst es nicht zuließ. Den Termin beim Friseur fürchtete sie, obwohl sie gerne die Haare gefärbt haben wollte. Sie sprach mit dem Fernsehteam über ihre Sorge, dass sie den Termin beim Friseur eventuell wieder absagen müsse. Auch sei es möglich, dass sie, wenn sie bereits dort sind, das ganze Projekt abbrechen müsse. Man müsse schauen, wie es sich entwickelt, sie könne nichts versprechen, nichts voraussagen. Wenn man Angst hat, hat man kaum etwas mitzubestimmen. Allein die Angst bestimmt, wo es langgeht, was überhaupt geht und was auf keinen Fall. Im Grunde ist die Angst so wie strenge Eltern: Sie haben die Autorität. Als der Termin näherrückte, ging es der Frau immer schlechter, sie war nervös, ihr Blick und ihre Gesten fahrig. Ihre größte Angst sei bei dem Friseurtermin, dass sie nicht schnell genug wegkann, wenn sie wegwill. Sie erklärte, dass sie auf dem Friseurstuhl direkt am Fenster, am Eingang sitzen müsse, aber auch dann könne sie nichts versprechen. Ihr Freund begleitete sie zu dem Termin, der Frau ging es von Sekunde zu Sekunde schlechter, sie würde am liebsten nun wieder umkehren, sagte sie noch vor der Tür des Salons in die Kamera. Sie betrat den Laden, setzte sich hin, alle bemühten sich um sie, redeten ihr gut zu, boten ihr was zu trinken an, und der Frisierumhang wurde ihr umgelegt. Aber es ging nicht, sie konnte es nicht und nahm den Frisierumhang wieder unverrichteter Dinge ab. Ihr Freund stand im Laden herum, schulterzuckend, tröstend, liebevoll, verständnisvoll, verständnislos, und fuhr sie wieder, ohne neue Haarfarbe, zurück. An einem anderen Tag brachte er sie zur Therapiestunde, wo er wieder vor der Tür auf dem Parkplatz auf seine Partnerin wartete. Das Fernsehteam fragte ihn, wie das für ihn sei, wie er mit dieser ganzen Situation klarkäme. Er druckste so ein wenig rum, sagte dann, es sei hart, er wisse nicht, wie lange er das noch aushalten würde. Während ich mir die Dokumentation ansah, fragte ich mich, ob er den Satz im Nachhinein bereut hat, was er bei ihr auslösen würde, was dieses Geständnis aus der Beziehung machen würde. Es ist so schwer nachzuvollziehen, wie es dazu kommen kann, dass ein Mensch so abhängig wird von einem anderen. Als sie sich kennengelernt hatten, sei es noch nicht so ausgeprägt gewesen, erzählten sie später in der Doku. Es wurde immer schlimmer mit der Zeit, die Krankheit immer stärker, die Ängste immer weitreichender. Sein Verständnis, seine Liebe, sein Dasein brachten keine Besserung. Als würde das eine das andere noch verstärken, seine Hingabe ihre Selbstaufgabe vorantreiben. Darf man so etwas denken?, dachte ich, während ich die Sendung verfolgte. Darf ich denken, dass sie ihn auf eine unbewusste Weise emotional erpresste? Wie soll man denn einen Menschen verlassen, dem es derart dreckig geht, der allein so wenig lebensfähig ist, ein Mensch, der einen vermeintlich so sehr braucht? Durfte ich das vielleicht denken, weil ich es selbst unbewusst getan hatte?

Die Friseurin wurde zu einem späteren Zeitpunkt nach Hause bestellt, sie reiste an mit ihren Färbeutensilien und der Schere. Zu Hause fühlte sich die Frau zwar sicherer, aber als die Strähnen unter der Folie aufgetragen waren und die Farbe einwirken musste, kam es doch zur Panik. Sie hatte Angst, dass die Haarfarbe giftig ist und schädliche Chemie in ihren Kopf eindringt. Sie hatte sehr zu kämpfen mit sich, um nicht darauf zu bestehen, alles schnell wieder abzuspülen. Nein, ich musste nicht darüber lachen. Sicher deshalb, weil mir der Gedanke zu einem bestimmten Zeitpunkt in meinem Leben auch nicht fremd gewesen war. Das heißt nicht, dass ich nicht in der Lage war, zum Friseur zu gehen und dort auch zu bleiben, bis ich geföhnt war, aber Angst vor Vergiftung ist nichts Ungewöhnliches bei Angststörungen. Vergiftung ist ja auch nur ein anderer Begriff für Vernichtung. Für Sterben. Dabei fällt mir das Wochenende in Kopenhagen ein, das wir als Ehepaar kurz vor der Kneippkur zusammen verbracht hatten. Wir hatten uns Räder im Hotel ausgeliehen, fuhren durch die Stadt, machten Halt in einem Café. Ich bestellte ein Stück Möhrenkuchen. Nach zwei Gabeln von dem Kuchen bekam ich Angst, er könne Haselnüsse oder Hasch enthalten, und konnte mich nicht entscheiden, was von beidem das größere Problem wäre. Vorher waren wir durch Christiania, diese alternative Wohnsiedlung, gelaufen, wo an jeder Ecke gekifft wird. Vor einem der Häuser hatte ein Typ mit einer Unterhose auf dem Kopf gestanden, das fand ich zwar ganz lustig, war aber froh, als wir wieder draußen waren. Was war aus mir geworden, warum stellte alles mittlerweile eine Gefahr dar? Wo war die coole Frau abgeblieben, die beim Aufwachen eine Kippe rauchte, die Frau, die ich war, als wir uns kennengelernt hatten? In dem Café ließ ich den

Kuchen schließlich stehen, irgendwie war mir komisch, der Gaumen juckte, sicher doch Haselnüsse. Am Abend gingen wir zum Essen ins Café Victor, mein Mann saß mir gegenüber, sah mich fasziniert an und sagte: »Du bist ja wie eine Lichtgestalt.« Es bezog sich nicht auf meinen Glow, nicht auf mein strahlendes Aussehen. Was er meinte, war, ich würde ja immer durchlässiger, immer labiler werden. Ist es nicht verrückt, so viel Angst zu haben vor dem Tod, und gleichzeitig das pure Leben so sehr zu fürchten?

## Da ist der Wurm drin

Es heißt, Menschen mit einer erhöhten Ängstlichkeit seien besonders gefährdet, Panikattacken zu entwickeln. Sie deuten völlig normale körperliche Abläufe und Reaktionen auf Stress oder Anstrengung oft als lebensgefährlich. Dadurch verstärken sie wiederum die körperlichen Symptome, und die Angst schaukelt sich auf. Um meinen eigenen Herzschlag zu überhören, war meine Strategie mit Anfang zwanzig Großmäuligkeit, ein ruppiger Tonfall im Umgang mit mir selbst und anderen. Es ist vielleicht als Versuch anzusehen, der Angst ins Gesicht zu rotzen: Mit mir nicht! Ähnlich wie der Mann aus dem Selbsthilfe-Forum, der sagte, er trinke dennoch sein Bier, lass' die Panik ruhig kommen. Meine Stimme war rau, zum Frühstück gab es Marlboro-Light, Filterkaffee, krasse Sprüche, und in meiner ersten eigenen Wohnung keine Tür im Badezimmer, dafür eine Getreidemühle. Es war in Frankfurt Ende der achtziger Jahre, Techno hatte seinen Höhepunkt, ich schlief sporadisch mit dem besten DJ der Stadt und aß Getreidebrei zum Ausgleich für die Nächte, in denen ich probeweise Ecstasy schluckte. Es war nur ein kurzer Selbsterfahrungstrip, die Drogen verschwanden schnell, weil es mir Angst machte, meinen Körper und Geist so aus der Hand zu geben. Was blieb, war die Super-GAU-Liebe, die Getreidemühle und ein Bergkristall, den ich fortan an einer Kette um den Hals trug. Eine Schwäche für esoterischen Materialismus hatte ich sogar schon, als Kurt Cobain noch lebte. Nachdem er sich im Frühling 1994 eine Kugel in den Kopf gejagt hatte, lag ich wochenlang nachts in meiner Einzimmerbude wach, guckte mir schluchzend Dokus über ihn im Fernsehen an, verfluchte Courtney Love und trauerte, als hätte ich einen Freund verloren. Vielleicht wäre das alles nicht geschehen, hätte er auch eine Getreidemühle gehabt.

Heute mahle ich keinen Buchweizen, dafür entsafte ich gerne am frühen Morgen einen Bund Sellerie und trinke den Saft auf nüchternen Magen. Er bekommt mir ausgezeichnet. An anderen Tagen bekommen mir Marmeladenbrote ausgezeichnet. Es war immer beides in mir, der Versuch, mich mit Hilfe von gesunder Lebensweise zu konservieren, auf mich zu achten, mich zu behandeln wie ein Souvenir oder wahlweise zu verschwenden. Hinter einem sauberen Lifestyle verbirgt sich ja dieselbe Angst wie hinter einem zerstörerischen: das Bewusstsein der eigenen Sterblichkeit. Der Tod kommt, egal, wie du dich benimmst. Er ist unausweichlich, aber vielleicht kann man ihn mit Chia-Pudding und Chi-Gong austricksen. Sich gesund zu ernähren, Sport zu machen, gut auf sich achtzugeben sind wichtige Bausteine, vor allem, wenn man unter Ängsten leidet. Psychoaktive Substanzen sollten Panikpatienten mit Vorsicht genießen. All diese Dinge können problematisch sein und Panik triggern. Das ist das eine. Das andere ist: Man muss ein Auge daraufhaben, diesen gesunden Lifestyle nicht zu benutzen, um eine weitere Angst zu kreieren. Höllisch aufpassen, dass die eine Angst nicht missbraucht wird, um die ursprüngliche zu überdecken. Auch das weitverbreitete Detox, sogenannte Entgiftungsmethoden, geht ja immer davon aus, in irgendeiner Weise vorher vergiftet worden zu sein. Lange Zeit brachte es mir auch Genuss, mich von Zeit zu Zeit zu entschlacken von Alltagsgiften. Mit Kuren, die man vorübergehend durchführt, um danach wieder alles so zu machen wie vor dem Detox. Ich habe das eines Tages eingestellt, weil ich fühlte, dass ich weder vergiftet noch gebrochen bin und auch nicht repariert werden muss. Natürlich lässt sich so manches Toxische finden, wenn man ausreichend tief sucht. Der neueste Boom scheint zu sein, sich mit einer Darmsanierung von etwaigen Parasiten zu befreien. Neulich stellte sich mir eine junge Spanierin auf einer Reise vor. Sie sagte ihren Namen und gleich im Anschluss, quasi im selben Satz: I've had parasites. So wie man sagt: Ich hatte Windpocken. Sicher ist so ein Wurmbefall recht unangenehm, kurz musste ich mich fassen, um nicht Igitt zu rufen. Sie aber sagte es so selbstbewusst, als sei es das Normalste der Welt, und ein bisschen schwang Stolz in ihrer Stimme mit, alles Ungute aus ihren Eingeweiden gespült zu wissen. Ganz ehrlich? Das Erste, was ich dachte, war: Habe ich vielleicht auch Parasiten in mir? Ich fragte nach, was denn die Symptome so eines Befalls seien, sie zählte auf: Bauchschmerzen, aufgeblähter Bauch ... Hmmh, überlegte ich, sind das nicht auch die Symptome, nachdem man eine fettige, sauleckere Pizza verdrückt hat und sich ohne mit der Wimper zu zucken ins Bett legt?

Ein gutes Beispiel für »sein eigener Kompass« sein ist die Geschichte mit dem Stangensellerie. Wie von Geisterhand stieß ich letzten Sommer auf die Website von Anthony Williams, einem Amerikaner, der das Buch »Medical Medium« schrieb. Dieser Kerl soll bereits als Kind ein Medium gewesen sein, er hat hellseherische Kräfte und sorgte dafür, dass Selleriesaft mittlerweile in aller Munde ist. Auf dem Instagram Account @celleryjuicebenefits erfuhr ich von den unglaublichen Effekten, die das Gemüse auf offenbar einfach alles haben soll: von strahlender Haut über Heilung von Migräne bis hin zu Schweißfüßen. Wobei ich nur an Ersterem interessiert war, las ich das Buch und war besessen. Wie immer, wenn mir etwas in die Hände gerät, das Optimierung verspricht. Ich trank ein paar Wochen lang täglich einen halben Liter davon. Eines Tages stand ich wieder mit dem Staudensellerie unterm Arm an der Kasse im Bioladen, die Verkäuferin fragte, na, machste auch die Ausleitung nach Anthony Williams? Ich sagte, nee, ich trinke nur Selleriesaft. Was denn für eine Ausleitung? Na, die Entgiftung, also sie würde die gerade machen, sei echt hart, aber klasse. Sie nahm meine Ware aus dem Körbchen, hielt ein Tetrapak Hafermilch hoch und fragte: »Wie machsten du das mit dem Gluten?« Ich: »Wie, Gluten?« Sie: »Na ja, die ist ja voll mit Gluten!« Es klang wie: Ist ja voll mit Quecksilber. Ich sagte, ach so, nee, ich mache die Entgiftung nicht, habe ja keine Krankheit. Neulich hieß es doch noch, Kuhmilch sei tabu, überlegte ich, nun also ist Hafermilch der Feind? Bald geht nur noch Wasser und Brot, ach nee, Brot macht ja Leberflecken. Luft und Liebe vielleicht? Tja, das mit der Luft ist so eine Sache, und Liebe, herrjeh, Liebe kann einem auch das Genick brechen. Die Verkäuferin im Bioladen hatte was an der Schilddrüse, deshalb die

Entgiftung. Ich bin auch heute noch der Meinung, dass Selleriesaft eine super Sache ist, dass er durchaus heilende Kräfte hat, stabilisierend wirkt auf das gesamte Nervensystem, auf den Magendarmtrakt, in dem sich Ängste tief einnisten. Auch glaube ich, dass er, zusammen mit einer gesunden Ernährung, Krankheiten lindern oder als Gesundheitsprävention dienen kann. Ich ging mit diesen Gedanken nach Hause. Am anderen Tag passierte jedoch etwas Interessantes: Ich hatte tatsächlich Hemmungen, meine Hafermilch zu verwenden, und ersetzte sie durch glutenfreie Reismilch. Außerdem backte ich zweimal mit Hilfe einer glutenfreien Backmischung ein Brot. Ich war in der Trance der Verkäuferin des Bioladens gefangen, nicht in meiner eigenen. Zwei Wochen lang zog ich das durch, bis ich eines Sonntags in der Küche saß mit meinem tollen glutenfreien Saatenbrot und mir an die Stirn tippte: Du hast vielleicht einen an der Marmel, aber keine Glutenunverträglichkeit! Von da an kehrte ich zurück zu Marmeladenbroten. Und erinnerte mich daran, dass ich weder was an der Schilddrüse habe noch unter sonst was leide, außer an der Plage, für Dogmen anfällig zu sein. Das ist ein ganz gutes Beispiel für von innen nach außen statt von außen nach innen zu leben. Die Impulse von außen nicht über das innere Empfinden zu stellen. Ein schönes Beispiel für Selbstkompetenz. Ich trinke heute immer noch Selleriesaft, aber so salopp, wie wir früher Hohes C tranken, und nur dann, wenn die Außentemperatur es zulässt, dass ich innerlich nicht erfriere. Diese angeborene Intelligenz, was für einen selbst gut oder weniger gut ist, verlernt man leicht. Es wird ja auch immer komplexer statt schlichter, was unsere Ernährung betrifft. Und es ist ein weiterer Bereich, in dem wir uns ganz wunderbar auf unsere Schwächen anstatt auf unsere

Stärken fokussieren. Sich auf seine Schwächen oder auch bloß auf seine scheinbaren Schwächen zu konzentrieren, ist das wirkungsvollste Mittel, um Ängste zu kreieren. Meine Erfahrung mit Angst ist: Sie möchte uns souverän sehen. Sie möchte dabei sein, Zeuge sein, wie wir unsere innewohnende Kraft und Weisheit zurückerobern und ihr vertrauen. Wenn wir das tun, entspannt sie sich. Glücklicherweise haben wir als Erwachsene im Gegensatz zu Kindern die Möglichkeit, unsere Ausrichtung frei zu wählen und damit den Vertrauen-Muskel zu stärken. Vertrauen hat nichts mit Naivität oder blindem Glauben zu tun, der einen irrational handeln lässt, sondern mit der Annahme, dass sich die Dinge in einer positiven Weise entfalten werden. Vom Gegenteil auszugehen ist beinahe lebensmüde.

Es gibt allerdings noch einen weiteren Aspekt, der mit Selbstvertrauen einhergeht und der echt spannend ist. Wenn man beginnt, sich selbst wieder mehr zu trauen, auf die innere Stimme, den Bauch zu hören, stößt das manchmal auf Unmut. Dahinter steckt vermutlich die Angst der anderen, sie seien nun überflüssig, man brauche sie nicht mehr. Wann es anfing, dass ich anderen mehr glaubte als meinem inneren Navigationssystem, kann ich schwer sagen, aber die Ereignisse, bei denen ich anfing, mir mehr Glauben zu schenken als irgendjemandem sonst, häuften sich mit der Zeit. Letztes Jahr war ich bei einer gynäkologischen Vorsorgeuntersuchung. Ich sagte, ich glaube, ich habe eine kleine Zyste. Die Frauenärztin saß hinter ihrem Schreibtisch und sagte, nein, das sei sicher der Darm. Ich erwiderte, nein, es fühlt sich an wie eine Zyste an den Eierstöcken. Sie widersprach, das könne ich nicht unterscheiden. Häh, warum das nicht, dachte ich, es ist doch mein Uterus, nicht ihrer, und schon gleich gar nicht mein Darm. Ich legte mich auf ihre Untersuchungsliege, und ich hatte recht, eine harmlose, minikleine Zyste am Eierstock. Sie sagte, na ja, die ist so klein, die können Sie unmöglich gespürt haben. Es handelte sich nur um eine Lappalie, die keine Auswirkungen hatte auf meinen weiteren Tag. Was aber, überlegte ich, als ich mich wieder anzog, was aber, wenn es mal um mehr geht? Sicher nervt es Ärzte, wenn Patienten bereits mit einer eigenen Diagnose ankommen, das verstehe ich. Wenn uns jedoch beigebracht wird, sich auf keinen Fall auf den eigenen Körper, sondern auf ein Urteil von außen zu verlassen, was macht das dann mit uns? Ich fürchte, nichts Gutes.

## Mindful oder Mindfuck?

Meine Mutter warnte uns früher immer, wir sollten aufpassen, wenn wir einen Pfirsich verzehren, denn wenn der Kern aufgespalten ist, dürfe man auf keinen Fall das Innere des Kerns essen. Wer macht das? Ich meine, das Innere des Kerns essen? Aber ich habe sie bis heute in mir, die Angst vor dem Inneren des Kerns. Lange hatte ich, wie zuvor schon erwähnt, auch Angst vor Gräten im Fisch, vor der Sonne oder vor Haselnüssen. Und die Angst vor Vergiftung. Bei meiner Ankunft auf Hydra kaufte ich in einem kleinen Supermarkt ein paar Lebensmittel ein, unter anderem Salz. Im Ferienapartment briet ich mir zwei Spiegeleier und entdeckte, nachdem ich sie schon großzügig gesalzen hatte, dass der Salzspender bereits geöffnet war. Ein kleines Loch im Deckel. Ich holte meine Brille und untersuchte die Öffnung gründlich. Könnte es sein, dass das Loch beim Heimtransport entstand, in der Tüte mit der gigantischen Wassermelone? Oder hat es jemand mit böser Absicht dort reingemacht und es wieder ins Supermarktregal gestellt? Wie wahrscheinlich ist Letzteres? Höchst unwahrscheinlich. Ich aß die Eier also, ohne Genuss, und wartete ein wenig ab, ob sich Symptome einstellen würden, aber Atemnot und Ohnmacht fielen wider Erwarten aus. Also, alles gut, nicht? Nicht ganz, am nächsten Tag kaufte ich einen neuen Salzspender, sicher ist sicher. Beide Spender ließ ich im Ferienapartment zurück, als ich wieder abreiste. Das macht keinen Sinn, denn wenn ich annahm, es bestand doch noch ein gewisses Restrisiko, dass das Salz für einen Euro zwanzig von einem verrückten Dorfbewohner mit Rattengift verunreinigt wurde, warum entsorgte ich es dann nicht? Warum rettete ich nur mich, ließ alle weiteren Touristen, die nach mir in diesem Apartment Urlaub und Eier machen würden, möglicherweise ins offene Messer oder gar in den Tod laufen? Zeigt diese Handlung nicht, dass ich das Risiko im Grunde für alle außer für mich selbst als nicht vorhanden einstufe? Offenbar ist meine Annahme, ich hätte einen Sonderstatus, was die Gefahren des Lebens angeht. Oder aber, noch viel spannender: Ich weiß die ganze Zeit, dass ich bloß rumspinne, dass es nur ein Spielchen ist, das mein Geist mit mir spielt. Eins, das er vielleicht erfunden hat, als ihm langweilig war, und auf das ich mich jederzeit bereitwillig einlasse. Selbst dann, wenn ich eigentlich was viel Besseres zu tun habe.

Es ist wichtig, diese Dinge zu beobachten, aufmerksam zu werden für die eigenen Ungereimtheiten, für die eigenen Neurosen, die Psychospiele, die man mit sich spielt. Nehmen wir zum Beispiel mal diese ganzen Unverträglichkeiten, die immer mehr zunehmen. Natürlich liegt es auch an den genveränderten Lebensmitteln, den Umweltgiften, natürlich gibt es nachweisbare Allergien und medizinische Tests, die einem sagen, was man alles nicht verträgt. Kein Gluten, keine Fructose, keine Milchprodukte, keinen Zucker, kein Fett. Es gibt Menschen, die leiden an körperlichen Krankheiten, wie zum Beispiel Zöliakie, und bekommen eine bestimmte Diät zur Heilung verschrieben, die Gluten verbietet. Auch ist es medizinisch nachgewiesen, dass bestimmte Lebensmittel Krankheiten und andere wiederum Gesundheit fördern. Und es gibt ethische, klimabewusste oder persönliche Gründe, warum man sich beispielsweise gegen Fleisch und Milchprodukte entscheidet. Wählerisch zu sein, was man in sich reinlässt, ist in Ordnung, aber alles was darüber hinausgeht an scheinbarer Unverträglichkeit, ist meiner Meinung nach Angst. Ich habe sehr bewusst niemals testen lassen, welche Lebensmittel ich vertrage und welche nicht. Um Himmels willen! Es wäre ein Grund mehr, mir Sorgen zu machen bei einem Stück Kuchen mit Sahne, darauf kann ich gut verzichten. Also nicht auf den Kuchen mit Sahne, aber auf die Sorgen. Wann fing es an, dass wir uns so manisch mit dem Essen beschäftigten, dass junge Frauen täglich posten, was sie auf dem Teller haben, und vor allem was alles nicht? Warum haben alle plötzlich Reizdarm? Letzten Sommer hatte ich ein Date mit einem Mann. Beim zweiten Treffen erzählte er mir ohne große Not und völlig aus dem Zusammenhang gerissen während eines Spaziergangs, er leide unter Reizdarm. Irgendwie fand ich das unpassend. Wir sahen uns danach nicht wieder, aber das hatte andere Gründe als seine Verdauung. Manchmal, wenn ich davon in meinem Umfeld höre, ertappe ich mich auch dabei, heimlich zu denken: Du hast vielleicht keinen Reizdarm, sondern Schiss in der Büx. Nicht so schlimm, haben wir doch alle. Jeder auf seine eigene Art und Weise. Aber das darf man nicht laut sagen, lieber sagt man Reizdarm. Ich sehe mich bereits beim Schreiben dieser Worte begraben unter einer Flut von Leserbriefen empörter Reizdarmpatienten. Aber könnte da nicht was dran sein? Vielleicht gibt es etwas anderes, das wir nicht verdauen können, als die Nahrungsmittel, die wir meiden? Unser Körper ist schlau, weise und selbst stark genug, Dinge zu reinigen, die nicht dem Clean Eating Trend entsprechen. Wir vertrauen ihm nicht, glauben, wenn wir in einem keimfreien, glutenfreien, laktose- und fruktosefreien Container leben, wären wir in Sicherheit. Das Leben aber ist kein keimfreier Container. Ich glaube es ist wichtig, präzise mitzubekommen, was wirklich die Motivation hinter diesem und jenem Verzicht ist. Nehmen wir zum Beispiel noch mal den Alkohol, den ich nicht trinke. Nein, nie, und zwar nicht, weil ich Angst habe, sondern weil ich am eigenen Leib erfahren habe, dass es mir ohne ihn bessergeht. Auch esse ich keine Tiere, was ich schon mit neunzehn beschloss und so beibehielt mit kurzen Perioden, in denen ich Wurstbroten und dem Wunsch, so »normal« zu sein wie alle, einfach nicht widerstehen konnte. Dahinter steckt nicht die Angst vor einem Wiener Schnitzel (das ich nach wie vor geschmacklich lecker finde), sondern Mitgefühl für das blutjunge Lebewesen, das das Wiener Schnitzel war, bevor es für mich paniert und mit einem Zitronenschnitz garniert wurde. Dahinter steckt heute außerdem die Tatsache, dass man blind sein muss, um nicht mitzubekommen, dass wir Zeuge der größten Klimakatastrophe sind und Tiere essen einfach nicht mehr so richtig zeitgemäß ist. Körperlich und geistig macht es mich außerdem friedlicher, niemanden auf dem Gewissen zu haben und nicht übersäuert zu sein. Das kann natürlich jemandem bei Zucker oder Kaffee oder meinetwegen Gluten genauso gehen. Es geht nicht darum, als Gegenentwurf, bewusstlos alles in sich reinzuschaufeln, aber Essen nicht zur nächsten Manie werden zu lassen, Ernährung nicht zu benutzen, um etwas zu deckeln. Der Gegentrend zur Manie ist das Bestehen darauf, dass man nur ein Leben hat und das, bitte schön, unabhängig von Gesundheit, Empathie oder Klimawandel gefälligst ungestört genießen will. Dieses Gedankengut wird in dem Zitat von Sir Anthony Hopkins, das seit einigen Jahren in den sozialen Medien kursiert, ganz gut wiedergegeben: »Keiner von uns kommt lebend hier raus. Also hört auf, euch wie ein Andenken zu behandeln. Esst leckeres Essen. Spaziert in der Sonne. Springt ins Meer. Sagt die Wahrheit und tragt euer Herz auf der Zunge. Seid albern. Seid freundlich. Seid komisch. Für nichts anderes ist Zeit.«

Nicht nur Nahrungsaufnahme wird manisch betrieben. Das Problem in unserer New-Age-Wellness-Gesellschaft ist der Glaube, man sei zu verfeinert für diesen Planeten. Verfeinert im Sinne von feinsinnig, feinfühlig, was leicht kippen kann, in feindlich den banalsten Dingen gegenüber. Wie zum Beispiel keine öffentlichen Verkehrsmittel zu nutzen, weil einen die Energien der Mitreisenden mürbemachen. In diesem Fall spreche ich nicht von Angstpatienten, die tatsächlich unfähig sind, sich im öffentlichen Raum zu bewegen, sondern von all unseren privilegierten Luxus-Malaisen, die wir pflegen. Ich kann das nachvollziehen, aber ich weigere mich heute, mich selbst zu einem lebensunfähigen Wesen hochzuzüchten, das nur in einer heiligen Blase existieren kann, das davon ausgeht, die Umwelt sei feindlich gesinnt und ein Croissant tödlich. Es ist wichtig, Zeit für Innenschau und Selbstfürsorge zu reservieren, aber wenn jemand stöhnt: »Hach, wenn ich frisch aus meiner Morgenroutine komme, gerade mein heißes Zitronenwasser getrunken, meine Chakren-Meditation gemacht, meine Overnight-Oates verdaut und meine Kristalle gereinigt habe, kann ich nicht Tram fahren, ich bin dafür einfach zu spirituell geworden«, ist das meschugge. Das Problem bei manchen spirituellen Praktiken ist nicht die Spiritualität, das Problem ist die Entrückung, das sich immer weiter entfernen von den alltäglichen Dingen des Lebens. Die meisten von uns sind keine Heiligen, die kahlrasiert hoch oben auf einem Berg meditieren. Wir sind hier unten, wir sind, wie man so schön im Kundalini-Yoga sagt, householder: Wir arbeiten, wir haben Familien, wir haben Jobs und Schamhaare, wir haben (hoffentlich) Sex, wir haben Fehler, Blähungen, unsere Tage, einen überzogenen Dispo. Wir sind keine Mönche. So sehr Yoga und Meditation geeignete Mittel sind, um zur Ruhe zu finden, gilt es, die Kirche im Dorf zu lassen. Das größte spirituelle Wachstum kommt nicht in einem abgelegenem Yoga-Retreat, nicht auf der Yogamatte und nicht auf dem Meditationskissen, es kommt inmitten von Konflikt, Frust, Wut und Trauer. Es kommt inmitten von Chaos und Angst. Es kommt inmitten von Menschen, inmitten des Berufsverkehrs in der U3, in der 16er-Tram oder im 917er Bus, es kommt, wenn du in all dem Desaster aufwachst und realisierst: Ich habe eine reelle Chance, das Leben bei den Hörnern zu packen.

## Das Leben ist ein Fest.
## Wenn du hingehst

Trotz vorher Gesagtem ist es aber wichtig, noch eine Sache festzuhalten: Es gibt eine Anlage, die man mitbringt. Die einen sind empfindlicher als andere. Angst ist nicht nur antrainiert. Es ist auch mein Wesen, eher scheu und skeptisch zu sein. Ja, auch wenn ich nicht so wirke, auch wenn ich eine große Klappe habe, das ist keine Seltenheit bei extrovertiert Introvertierten. Sie können durchaus aus sich rausgehen, mitteilsam sein, eine Gruppe von Menschen zum Lachen bringen, auf Bühnen flott und flockig frei sprechen, dabei sogar richtig Spaß haben, so wie ich. Und gleichzeitig haben genau diese Menschen an manchen Tagen eine solche Sozialphobie, dass sie unfähig sind, einen Smalltalk mit Unbekannten auf einer Party zu führen, oder sogar unfähig sind, überhaupt auf diese Party zu gehen. Ja, das passiert mir auch heute noch. Den Begriff »extroverted introvert«, also ein extrovertiert Introvertierter zu sein, findet man bisher nur im amerikanischen Raum. Bei uns ergibt die Googlesuche nichts. Man muss sich offenbar entscheiden, zu welchem Lager man gehört, aus sich rausgeht oder eher verschlossen ist. »Introversion oder Extraversion sind zwei entgegengesetzte Pole einer Persönlichkeitseigenschaft«, so Psychiater Carl Gustav Jung, der dieses Merkmal im Rahmen seiner Typologie als Erster beschrieben hat. In Wahrheit ist es aber nicht so schwarzweiß, auch ich bin oft perplex, dass beide Merkmale in mir vorhanden sind. Manchmal fühlt es sich an, als ob ein Schalter umgelegt wird. Wenn er auf On ist, kann ich mich schwerelos unter Menschen mischen und oberflächlich quatschen. Aber wenn er auf Off ist, muss ich alleine sein und meine »Socialising-Batterien« neu laden. Dann bin ich mir selbst mehr als genug, brauche Rückzug, um mich wieder in meiner inneren Welt einzurichten. Wenn ich über dieses Bedürfnis hinweggehe, mich beispielsweise fünf Abende in der Woche verabrede, schlaucht mich das. Meine Verarbeitungskapazität sieht tägliche Treffen einfach nicht vor. Angst ist keine Charakterschwäche, sie bedeutet vielmehr, man reagiert auf seine Umwelt. Die Sängerin Björk hat das mal ganz schön gesagt: »Es gibt Zeiten, in denen bin ich eine Extrovertierte, und es gibt Zeiten, in denen bin ich eine Introvertierte. Es ist ein sehr natürlicher Verlauf, rein und raus, wie die Gezeiten.« Oft werden diese Bewegungen einer Persönlichkeit von der Außenwelt völlig falsch interpretiert. Sie hält einen für launisch, lustlos, gelangweilt, arrogant, im schlimmsten Fall als würde man die anderen bewerten und nicht mögen. Das war schon immer seltsam: Wenn ich rede, denken alle, es geht mir ausgezeichnet. Wenn ich schweigsam bin, fragt man mich besorgt, was denn mit mir los sei. Nicht nur die Umwelt ist oft irritiert von meinem wechselhaften Temperament, ich selbst bin es auch manchmal. Neulich war bei uns im Haus ein Nachbarschaftsfest angekündigt, monatelang hing im Treppenhaus eine Liste mit Terminvorschlägen. Ich ignorierte sie. Als der Termin gefunden war, er lag in weiter Zukunft, kam eine weitere Liste hinzu, wer was beisteuert an Essen und Getränken. Ich ignorierte sie offiziell, aber täglich, wenn ich das Haus verließ, und noch einmal, wenn ich das Haus wieder betrat, studierte ich mit großer Freude diese Liste. Ah, der Soundso bringt Nudelsalat mit, die anderen machen Dips. Ich beobachtete die

Organisation, als seien die Nachbarn nur Nachbarn unter sich, als sei ich kein Teil der Hausgemeinschaft. Als würde ich nicht mitspielen. Je näher der Termin rückte, umso mehr freute ich mich darauf, ich malte mir aus, was für ein netter Abend es werden würde. Und umso weniger brachte ich es fertig, mich auch in irgendeiner Weise einzubringen. Weder schrieb ich was auf die Liste, noch sagte ich ab. Eines Tages sprach mich ein Nachbar vor den Mülltonnen an, ob ich denn kommen würde, ach, das Fest, stimmt ja. Ich sagte, ich könne noch nicht zusagen, würde es spontan entscheiden. Als der Samstag im September schließlich da war, stellte ich mich tot. Es war einer der letzten warmen Tage im Spätsommer, ich hörte Getöse im Hausflur, Stühle wurden gerückt, Nudelsalate von A nach B getragen. Der Teil meines Hirns, der Angst produziert, sagte: Bleib zu Hause, setz' dich mit einer Packung Eis auf deinen Zweisitzer, da bist du sicher. Ein anderer Teil veranlasste mich dazu, einen Schritt auf den Balkon zu gehen. Ich tat so, als würde ich die Pflanzen gießen, dabei wollte ich eigentlich in meinem tiefsten Herzen nur, dass mich einer von ihnen sieht und rausholt aus meinem eigenen Schlamassel, dass mich jemand befreit aus meiner Prinzessinnen-Festung im ersten Stock. Die Nachbarn blickten nach oben, und ich tat mit meiner leeren Gießkanne in der Hand erschrocken, beim Anblick der gedeckten Tafel: »Ach Mensch, heute ist ja euer Fest!« Die Frau aus dem fünften Stock sagte: »Na, was heißt unser Fest, es ist auch dein Fest!« Sie klang ein bisschen traurig dabei, und sie hatte recht. Ich habe mich lange nicht mehr so doof gefühlt. Danach bin ich sofort, ohne nachzudenken nach unten in den Garten, und es wurde ein schöner Abend, ich hatte gute Gespräche und hab einfach nicht kapiert, warum ich es mir so schwergemacht hatte. Das ist das Verrückte an Angst vor Nähe: Sie koexistiert mit Angst vor Distanz, der Sorge vor dem Alleinsein. Nachbarn in der Großstadt sind so nah, und gleichzeitig hat man meist einen riesengroßen Abstand zu ihnen, der erlaubt, anonym zu bleiben. Die energetische Belastbarkeitsgrenze von extrovertiert Introvertierten ist nicht unbegrenzt, weswegen ich nach einem größeren Fest, einer Reise, einem Essen in großer Runde oder zu viel Smalltalk erschöpft bin und allein sein muss, um mich wiederherzustellen. Ich verschwinde dann manchmal, ziehe mich für eine Weile zurück, drehe der Welt den Rücken zu. Der Abstand hilft mir, zurückzukehren und wieder freundlich auf alle und alles zu schauen. Das muss niemand persönlich nehmen. Auch ist es vollkommen okay, schüchtern zu sein, im vollbesetzten Zug einen Heulkrampf zu kriegen und massive Gefühle zu haben. Das ist menschlich.

An extrovertierten Tagen bekommen wir Energie von der Gesellschaft anderer. In introvertierten Phasen ist man stimuliert von seiner eigenen Gegenwart. Die meiste Zeit reicht mir das. Ich brauche wenig Stimulation von außen, verbringe gerne Zeit mit mir allein, oder mit einer einzelnen vertrauten Person. Nichts kränkt mich mehr als Smalltalk mit Personen, die mir nahestehen, ich möchte mich über den Tisch legen und über das große Ganze sprechen, ich möchte hören, was sie bewegt, möchte mich austauschen, mich verbinden. Ich möchte mit ihnen zusammen die flachen Gewässer verlassen, tief eintauchen, statt bloß zu hören, wie köstlich der Cappuccino in diesem und jenem Café ist oder dass der Urlaub sagenhaft war. Nicht an einem Fest teilzunehmen ist aber auch kein Beinbruch, auch wenn unsere extrovertierte Gesellschaft einem das vorgaukelt. Immerzu soll man Spaß haben, mitmischen, selbst in der Freizeit wird uns Angst eingejagt, so sehr, dass sogar eine Wortneuschöpfung und eine weitere, völlig überflüssige Angst entstanden ist: F.O.M.O — Fear Of Missing Out. Die Angst, etwas zu verpassen ist auf meiner Top-Five der Ängste jedenfalls noch nie auf Platz 1 gewesen. Ich führe diese Liste tatsächlich manchmal in meinem Kopf und nummeriere meine Sorgen durch. Was ist das Schlimmste, was passieren könnte, was das Lächerlichste, was das am einfachsten aus der Welt zu Räumende, welcher Kummer gerade nicht zu ändern, und was war noch mal mein Problem vor einer Stunde? Der Meditationslehrer Mooji hat das mal sehr schön gefragt: »But what was your problem three problems ago?«

Drei Punkte, die ich mir immer wieder klarmache, wenn ich meine Chartplatzierungen im Kopf durchgehe: 1. Die meisten Dinge erledigen sich von selbst. 2. Die wenigen Dinge, die sich nicht von selbst erledigen, hast du noch niemals mit deiner Angst lösen können. Und 3.: Auch das wird vorübergehen. Das Konzept der Unbeständigkeit ist eine der zentralen Lehren des Buddhismus. Gemäß dieser Lehre befindet sich ausnahmslos alles im Fluss der Vergänglichkeit. Alles ist veränderlich, beweglich, entwickelt sich, in anderen Worten: Es lebt. Die gute Nachricht: Wenn alles unbeständig, immer im Wandel ist, sind es auch die Momente, Phasen, von denen man glaubt, sie gingen nie vorüber, man würde sie niemals überleben. Es wird vorübergehen, es werden leichtere Augenblicke kommen. Man muss nur ein bisschen warten. Und weiter atmen.

## Das Mainstream-Gefühl

Seit ich mich mit dem Thema Angst so intensiv beschäftige, begegne ich ihr überall. Ist es selektive Wahrnehmung, so wie man nur noch verliebte Pärchen sieht, wenn man einsam ist? Oder ist Angst wirklich omnipräsent, ein Mainstream-Gefühl? Das Thema mentale Gesundheit wird in der Presse immer lauter. Nicht nur Menschen, ganze Länder haben Angst, und wir Deutschen scheinen besonders gut darin zu sein. Im Amerikanischen benutzt man sogar den Begriff »The German Angst«. Der Psychologe Tim Kasser sagt: »Je materialistischer wir sind, desto mehr Angst haben wir.« Wenn das stimmt, ist es kein Wunder, dass Angst heutzutage eine der häufigsten Krankheiten unserer Konsumgesellschaft ist. Der Gegentrend, und vielleicht auch das Gegenmittel, heißt Minimalismus: zurück zum einfachen Leben, aufs Land ziehen, weniger konsumieren und Do It Yourself. Wir wollen plötzlich alle weniger als mehr, weniger besitzen, weniger Plastik, weniger digitale Medien nutzen, weniger einkaufen, weniger Wohnraum in Form von Tiny Houses beanspruchen. Man könnte auch den Marie-Kondo-Hype damit in Zusammenhang bringen, die Japanerin, die eine ganze Netflix-Serie zum Thema Ausmisten und Aufräumen bespielt. Es gibt im Amerikanischen seitdem sogar ein neues Verb für sortieren, Ordnung schaffen, aufräumen: kondo-ing. Steckt dahinter die Sehnsucht, gleichzeitig seine Sorgen auszumisten und das Leben in all seiner Unberechenbarkeit kontrollieren zu wollen? Wer weniger besitzt, hält nicht so sehr am Leben fest, hat weniger zu verlieren, kann sich eher mit der Idee anfreunden, dass es eines Tages einfach vorbei sein wird? Ist es Verhaftungslosigkeit oder viel weniger tiefsinnig und einfach die natürliche Reaktion auf ein Zuviel von allem, ein Ziehen der Notbremse, weil wir dauerhaft reizüberflutet werden vom Alltag, den wir führen, den wir selbst gewählt haben? Auch umwelttechnisch ist es ein nötiger Tritt auf die Bremse, weil langsam allen dämmert, dass wir keinen Planet B haben. Der gar nicht so unwahrscheinliche Untergang der Welt verursacht Angst. Die Tatsache, dass die Kinder unserer Kinder sehr wahrscheinlich keinen Fisch in den Meeren mehr zu Gesicht bekommen, wenn wir so weitermachen, erzeugt Angst. Die Zukunft sieht nicht so rosig aus für jene, die nach uns kommen. Jugendliche gehen protestierend auf die Straße, weil wir und unsere Vorfahren uns so schlecht um die Erde gekümmert haben. Dass es niemanden gibt, der sich um die Rettung der Welt kümmert, wenn wir es nicht selbst sind, macht Angst. Hatten wir nicht immer geglaubt, es gebe schon jemanden, der die Sache in die Hand nimmt, während wir mit Billigairlines und einem Koffer voll Wegwerfklamotten um die Welt flogen? Plötzlich wachen wir auf und stellen fest, dass weder Politiker noch der liebe Gott die Welt retten werden, und dass Eigenverantwortung so fürchterlich mühsam ist. Ja, es ist mühsam, zehn Stunden mit dem Zug in die Ferien zu fahren, den Kaffee selbst aufzubrühen statt täglich einen Plastikbecher To Go zu kaufen. Und ja, es kostet mehr Zeit und Kreativität, seine Outfits nicht in der Mittagspause in Fast-Fashion-Modeketten zu shoppen. Aber es lohnt sich. Ich meine nicht, dass wir alle nicht mehr fliegen sollten, aber ich würde heute nicht mehr für paar Tage ans andere Ende der Welt fliegen, um eventuell mit Walen zu baden.

An mir stelle ich außerdem fest, wie gut es mir bekommt, den

Überblick über meinen materiellen Besitz zu haben. Nicht unnötig viel zu besitzen, nichts zu horten, nur Auserwähltes im Schrank zu haben. In dem Wort auserwählt liegt viel Potential, man kann es auf vieles anwenden. Bewusst auszuwählen, was man rein-, aber auch was man rauslässt. Im Yoga nennt man das Inflow and Outflow. Atmung gehört dazu, die Ernährung, aber auch das, was wir kaufen, sprechen, was wir hören, was wir ansehen, mit was wir uns umgeben. Alles, was wir konsumieren. All das können wir viel mehr auswählen, als oft angenommen wird. Meine Erfahrung ist, dass die Dinge selbst zu bestimmen, Vertrauen in die eigene Kraft und Macht gibt. Das ist das, was hinter dem heutzutage viel verwendetem Wort Empowerment steckt. Empowerment sind Strategien und Maßnahmen, die den Grad an Selbstbestimmung erhöhen. Selbstkompetenz hat einen extrem positiven Effekt auf Angst, weil sie das Gegenteil ist vom Opfersein. Ich muss nicht etwas angucken, was ich nicht angucken will, ich muss keinen Tratsch reinlassen und mitlästern, wenn ich entscheide, dass es nicht zu meinen erlesenen Informationen gehören soll, mit wem Heidi Klum grad schläft oder mit wem angeblich die Kollegin aus dem dritten Stock. Ich bin erwachsen, ich kann entscheiden, was ich aufnehme und bei was ich zumache, ich darf das. Ich kann darauf achten, welche Firmen ich mit dem Kauf ihrer Produkte unterstütze, welche Suchmaschine ich benutze, von wo ich mein Gemüse beziehe und welcher Partei ich meine Stimme gebe. Und ich habe ein einhundertprozentiges Mitspracherecht, was ich denke und sage. Zu mir selbst und zu anderen. Ich erinnere mich gerne an folgenden Ratschlag: Der Mund sollte drei Torwächter haben: 1. Ist es wahr? 2. Ist es freundlich? 3. Ist es notwendig? Dann erst sprechen. Und wie gesagt, das gilt auch für die nicht stillstehende Kommunikation mit einem selbst. Auch kann ich darauf achten, auf was meine Entscheidungen gründen, ob sie darauf beruhen, was passieren soll oder was nicht passieren soll. Auch das simple Rezept »Outer Order, Inner Calm« funktioniert super. Deshalb rate ich jedem dazu, sein Bett am Morgen zu machen. Für die einen mag das selbstverständlich sein, andere halten es vielleicht für unbedeutend, aber ich finde, es trägt zu einer geistigen Grundruhe bei, wenn ich das Chaos um mich herum minimiere. Man kann natürlich auch gegenargumentieren, dass jemand, der in sich ruht, dieses bisschen Anarchie, das von einem zerwühlten Bett ausgeht, locker erträgt. Das stimmt, aber meine Psyche steht einfach nicht so auf Punkrock, ich bin in manchen Dingen spießig. Zum Beispiel gehöre ich zu dem Menschenschlag, der immer alle Tabs schließen muss. Wenn zu viele auf dem Computer oder Handy geöffnet sind, macht mich das nervös. Aber mal ehrlich: Mit dem Hau kann ich leben.

## Das Gegenteil von Liebe heißt Angst

Ich glaube, Panikattacken sind ein Liebesdienst des Unterbewusstseins, ein Wake-Up Call, der ruft: Schau hin. Sie wecken einen auf, die Dinge anzugucken, denen man keine Aufmerksamkeit geschenkt hat. Denen man auf keinen Fall Aufmerksamkeit schenken wollte. Angst ist kein so übler Kompass, dank ihrer Hilfe weiß man, wo man steht, wo der innere Norden ist. Durch sie lernt man das Leben und sich kennen, sie hat einen Grund und eine Daseinsberechtigung. Mein Unterbewusstsein sollte recht behalten: Vier Monate nach der unsäglichen Kneippkur und dem Kopenhagen-Trip trennte sich der Mann, mit dem ich dreizehn Jahre verheiratet war, von mir. Aus heiterem Himmel, befand ich erschüttert, auch hier ignorierend, wie der Himmel wirklich aussah. Zu einem Zeitpunkt, als mein Kopf trotz Eheschwierigkeiten noch fest daran glaubte, alles würde sich wieder einrenken, war mein Unterbewusstsein bereits in Alarmbereitschaft. Panikattacken können eine mögliche Kurskorrektur einleiten, wenn man sie als Warnschuss erkennt. Ich erkannte die Zeichen damals nicht und vermutete nicht, dass mir mein Leben kurz darauf ein zweites Mal um die Ohren fliegen würde. Als es so weit war, hatte ich dasselbe Gefühl wie damals, als ich die Bananenschale in die Küche brachte und die Schuhe meines Vaters im Flur stehen sah: verloren.

Bis ich eine Parallele zwischen diesen beiden Ereignissen sah, verging ein wenig Zeit. Eine Zeit, in der ich schwankte zwischen Wut, Trauer, zwischen Vorwürfen und Selbstvorwürfen, zwischen Hoffnung und der Ahnung, dass das für immer nun für immer vorbei sein wird. Eine Zeit, in der ich den Halt, noch einmal den Boden unter meinen Füßen und meine Familie verlor. Es gibt weitaus dramatischere Umstände, als wenn sich der Partner entscheidet zu gehen. Und es war bei weitem nicht so, dass es dafür keine Gründe gegeben hätte. Dennoch traf es mich mit Wucht. Ich saß nächtelang auf dem Fußboden vor der Heizung und hörte in Endlosschleife auf Kopfhörern Jan Delay »Im Arsch«. Alles tat mir weh, ich tat mir unbeschreiblich leid. Mein Schmerz war unverhältnismäßig stark, nicht, dass es nicht etwa weh tun würde, wenn eine Liebe den Bach runtergeht, aber ich war davon in meinen Tiefen zerstört. Nicht mal mein Ego war besonders betroffen, es war viel tiefer, es war allumfassend und vernichtend, es war, als hätte ich keinen Atem mehr, als hätte man mir meine Lebensgrundlage entrissen, als würde man mit einem spitzen Gegenstand in einer Wunde rumbohren. Was rein faktisch einfach nicht wahr war. Und dann war da noch was, was unter dem ganzen Klumpen lag und was ich kaum zu denken wagte: Es liegt auch Schönheit darin. Wie kann es sein, dass etwas Grausames Poesie enthält? Es gibt irgendeine Kraft, die am Wirken ist, wenn die Dinge auseinanderfallen. Es ist, als ob zwei Seiten miteinander ringen: In dem Maße, in dem an dem einen Ende etwas zerfällt, blüht am anderen Ende etwas auf. Vielleicht ein Naturgesetz. Es gibt eine Arbeit der verstorbenen Künstlerin Louise Bourgeois, die ich damals als Ausdruck neben meinem Schreibtisch aufgehängt habe. Es ist im Original ein Stofftaschentuch, auf dem gestickt ist: I have been to hell and back. And let me tell you it was wonderful. Ich war in Wahrheit weit entfernt von der Hölle, aber es fühlte sich vorübergehend verflucht nach Fegefeuer an. Eines Abends, als ich wieder mal auf dem Fußboden saß, passierte etwas: Ich spürte, dass die Verletzung, die ich empfand, nicht unmittelbar mit der aktuellen Situation zusammenhing, dass der Schmerz, den ich da fühlte, ein uralter war. Dass die Tatsache der Trennung zwar unendlich traurig, meine emotionale Reaktion darauf aber sonderbar war. Sie war nicht die einer erwachsenen Frau, die mindestens einen fünfzigprozentigen Anteil an den Geschehnissen hat, sie war die eines Kindes. Ich fragte immer wieder: Warum? Warum passiert mir das? Warum es passiert? Ich sag dir, warum es passiert. Und dann gab ich mir selbst die Antwort: Das Universum will nicht mehr, dass du das Leben fürchtest, deshalb gibt es dir jetzt die Chance, mit deiner größten Angst, die du dein ganzes Leben mit allen Mitteln verhindern wolltest, zu dealen: Verlassen zu werden. Es passiert, damit du dich anders verhalten kannst, als du es zuvor getan hast. Damit du dich heute anders fühlen kannst als die Dreizehnjährige, die du mal warst. Die eines Abends allein mit angewinkelten Knien auf dem Küchenfußboden saß und der das Gefühl, von Gott und der Welt verlassen worden zu sein, auf einmal in der Kehle so beschissen weh tat. Deshalb passiert es dir.

Mir kam bald der Gedanke, dass ich all das noch mal unbewusst inszeniert hatte, um zu wachsen, zu lernen, um tiefer zu gehen, um zu begreifen, dass es heute als erwachsene Frau nur eine Person gibt, die für mich da zu sein hat: Ich selbst. Als ich so vor meinem eigenen Scherbenhaufen saß, dachte ich an die Zeit vor der Kneippkur und der anschließenden Trennung zurück. Im Winter davor hatte ich eine Grippe mit hohem Fieber gehabt und Weihnachten im Bett verbracht, während mein Sohn und mein Mann im Wohnzimmer allein unterm Baum saßen. Als ich mein Bett kurz verließ, mit Wollmütze und Jogginghose schlapp auf dem Sofa hing, überreichte mein Mann mir einen kleinen, goldenen Schlüssel. Während ich den Kettenanhänger in meiner Hand hielt, schoss mir ein Gedanke durch den fiebrigen Kopf: Das hier wird das letzte Mal sein, dass wir zusammen als Familie Heiligabend feiern. Ich wusste nicht, woher er kam, aber verjagte den Gedanken sofort wieder, ich wusste nicht, dass es ein ziemlich hellsichtiger Moment war. Erst im neuen Jahr traute ich mich aufzustehen. Im Supermarkt hakte ich mich am Arm meines Mannes ein wie eine Seniorin. Mein Gang war unsicher, ich hatte bereits auf dem Weg zum Auto umkehren wollen. Es gehe einfach noch nicht, mir sei schwindelig, ich sei noch zu kraftlos vom vielen Liegen. Dabei war ich eine junge, gesunde Frau, die eigentlich verdammt viel Glück hatte. Sich lebensunfähig, zerbrechlich zu machen, gibt Zuwendung und Aufmerksamkeit. Es ist ein beinahe egoistischer Akt, ein Einfordern von Liebe: Pass auf mich auf, bleib bei mir, ich kann es nicht allein. Wenn man Angst hat, nicht für sich selbst sorgen zu können, dann wird man ja quasi wieder zum Kind. Dahinter steckt auch Komfort: Man muss keine Verantwortung übernehmen. Auch da kann ich von mir sprechen. Im Nachhinein weiß ich, dass mir meine Regression in kindliches Verhalten eine Zeit lang durchaus behilflich war: Man konnte mich unmöglich verlassen, weil ich so bedürftig war. Erst später, als ich mich am eigenen Schopf wieder aus dem Sumpf gezogen hatte, wurde mir klar: Wer regrediert, greift auf Verhaltensweisen zurück, die der Situation nicht angemessen sind und aus unserer Kindheit stammen. Inwieweit meine Angst dazu beigetragen hatte, dass meine Ehe letztlich nicht funktionierte, lässt sich schwer sagen. Was ich aber sicher sagen kann: Angst fungierte eine Zeit lang als Mittel, um zu verhindern, in die Eigenverantwortung zu gehen. Und scheinbar um zu verhindern, verlassen zu werden. Aber auch, um zu vermeiden, am Ende selbst diesen ungeheuerlich undenkbaren Schritt zu tun. In all der Zeit hatte ich keinen Moment darüber nachgedacht, was mein Mann vielleicht brauchte, dass er sich womöglich auch allein fühlte. Ich war nur bei mir selbst und suhlte mich in müden Kindheitserinnerungen, Melancholie, Selbstmitleid und in meinen alten Tagebüchern. Weiß der Geier, was ich glaubte, dort zu finden, das zur Auffrischung des Ehealltags beigetragen hätte. Ich hielt mich in der Vergangenheit auf, verträumte und versäumte die Gegenwart. Ein Satz, der bei mir hängenblieb, ist jener, den mein Mann zu mir sagte an dem Morgen, als ich die Teetasse gegen die Schlafzimmerwand geschleudert hatte: »Wenn ich jetzt gehe, musst du auch nicht mehr immer so viel Angst haben.« Niemand außer mir erinnert sich an den Satz, aber er stand im Raum und hat ihn gesagt, und ich kapierte nicht, wie er so etwas sagen konnte. Viel später verstand ich ihn. Er hatte recht. Ich glaube, dass unsere Seelen, bevor wir auf die Welt kommen, einen Vertrag schließen mit den Seelen, die uns nahestehen werden. Diese karmischen Verträge beinhalten nicht immer auf den ersten Blick das, was man sich wünscht, was man will. Aber ich glaube, dass wir Seelenverwandte Verabredungen treffen, und dass wir, obwohl wir wissen, dass wir uns mit diesen Verabredungen verletzen werden, sie einhalten müssen, um größtmögliches Wachstum zu erlangen. Der Vertrag, den wir unterzeichnet haben vor langer Zeit, lautete vielleicht: Ich werde dich verlassen, du wirst dadurch stärker. Und ich habe womöglich gesagt: Okay, dann machen wir das so. Das ist meine persönliche Erklärung für diesen skurrilen Satz, der fiel an diesem skurrilen Morgen, als ich die Teetasse gegen die Wand warf. Das ist meine persönliche Erfahrung, die folgte, nachdem der Fleck längst getrocknet war. Es war, als hätte das Universum alle Lichter ausgeknipst, damit ich keine andere Wahl hatte als mein eigenes Licht wiederzuentdecken. Wer Licht sehen will, muss durch seinen inneren Elbtunnel. Als der Frühling kam, ging es mir besser, in spirituell hellen Momenten sagte ich gern milde lächelnd ungefragt Sätze wie diesen: »Ich bin dankbar, verlassen worden zu sein.« Und nichts daran war gelogen oder zynisch. Niemals wäre ich sonst die Frau geworden, die ich heute bin.

## Veränderungen verändern

Manche Worte haben mehr Kraft als andere. Panikattacke ist so ein Wort. Wenn man es ausspricht, passiert direkt was. Es knallt beim Aussprechen, das k in der Panik, gefolgt von dem doppelten t und dann auch noch das acke, das klingt ja bereits wie alles Kacke. Ich hatte oft das Gefühl, es schwächt schon den ganzen Organismus, wenn man es in den Mund nimmt, als sei es ungesund. Oft habe ich überlegt, was ich stattdessen sagen kann, was besser klingt. Man müsste ein Wort erfinden, das dem Zustand mehr Rechnung trägt, ein netteres Wort, keins, das die Verfassung verniedlichen soll, aber das einem nicht noch mehr Angst einjagt. Mir fiel bis heute keins ein. Das Wort Panikattacke wird außerdem häufig salopp benutzt, als sei es die Beschreibung einer Laune, in die man mal eben so gerutscht ist. Huh, ich hab' voll die Panikattacke bekommen, als ich meinen Schlüssel nicht gefunden habe, oder, Herrjeh, gestern hatte ich vielleicht 'ne Panikattacke, weil ich meinen Exfreund auf der Straße mit 'ner Neuen gesehen habe. Das sind alles blöde Momente, aber das ist eine Art von Schreck, über die sich sogar noch Späße machen lassen. Sie hat nichts mit einer soliden Panikattacke zu tun, wie jene, die ich mitten auf der Fifth Avenue vor dem Apple Store in New York im Sommer 2011 hatte, während mein vierzehnjähriger Sohn neben mir herlief und auf keinen Fall mitbekommen sollte, dass seine Mutter gerade fest davon überzeugt ist, jeden Moment das Zeitliche zu segnen. Na ja, vielleicht passt das Wort doch ganz gut.

Wenn man konfrontiert wird mit einer Aufgabe, die man

fürchtet, kann man den Kopf einziehen oder sie als Gelegenheit betrachten, rauszufinden, zu was man wirklich fähig ist. Was dich nicht herausfordert, ändert dich in der Regel auch nicht. Nach der Trennung war der Plan gewesen, noch gemeinsam als Familie nach New York zu fliegen. Es war das Konfirmationsgeschenk an unseren Sohn. Zwei Wochen vor der Abreise stand dann doch fest, dass wir uns zu zweit auf den Trip begeben würden. Natürlich hatte ich Angst. Angst davor, nun die Person sein zu müssen, die keine Angst hat. Angst ist ein ganz schlechter Reisebegleiter. Jemand musste nun dringend die Führung übernehmen, mit aufrechtem Rücken und einem Schirm in der erhobenen Hand als Reiseleiterin vorangehen. Ich wusste, dieser Jemand bin ab jetzt ich. Ich hatte keinen Partner mehr, aber zwei Reiseführer im Bett liegen, und auf einem Zettel an der Wand stehen: »Happiness is an inside job«. Ich versuchte mich krampfhaft zu erinnern an die Frau, die ich vor der Ehe gewesen war. In einem früheren Leben war ich phasenweise lässig gewesen, scheinbar so unerschrocken, dass ich mich in Mexico City allein auf den Weg machte, um das Geburtshaus von Frida Kahlo zu finden. Ich trug eine Latzhose, ein Rippenunterhemd, hatte die Pesos in meinen Nikes versteckt. Es lag außerhalb der Stadt, man riet mir davon ab, als blonde Frau mit dem Zug dorthin zu fahren, auch gebe es immer wieder Entführungen, warnten meine Stewardess-Kolleginnen. Ich hatte keine Angst, und wenn doch, hielt ich sie geheim, vor mir, vor jedermann. Was mich antrieb, diesen Ausflug zu machen, war der unbedingte Wille, leichtsinnig zu sein. Es war wie eine Mutprobe, die ich mir selbst stellte, du schaffst das, mach' es, geh' los, lauf, trau' dich. Ich fuhr also allein mit dem Zug zum La Casa Azul, zum blauen Haus von Frida Kahlo, und bis heute habe ich diesen Tag als einen der schönsten meines ganzen Lebens in Erinnerung, weil ich mich über Sorgen von außen und meine eigenen hinwegsetzte. Was mich schützte, war ein harter Kern, den ich eigenhändig gezüchtet hatte, den niemand durchdrang. Das, was in Mexiko gelang, war nicht immer so in dieser Zeit, es gab auch eine Phase, in der dieser harte Kern aufsprang und das Ungenießbare im Inneren des Pfirsichkerns zum Vorschein kam. So überraschend zum Vorschein kam, dass ich mich krankschreiben ließ, weil ich einen Flug nach Buenos Aires unmöglich hätte antreten können. Meine Angst vor dem Wegfliegen von Zuhause betraf nur die Nachtflüge, alles, was nach Sonnenuntergang den Frankfurter Flughafen verlassen sollte, machte mir dieses altbekannte Heimweh, bevor ich überhaupt mein Heim verlassen hatte. So viel Heimweh, dass ich ein paar weitere Wochen krankgeschrieben wurde und beim psychologischen Dienst von Lufthansa für eine genauere Untersuchung meiner Lage erscheinen musste. Es war nichts Ernstes, überzeugte ich die Psychologin, es bestand keine Gefahr, dass ich im Falle einer Evakuierung nicht zuverlässig hätte handeln und die Notrutschen nicht hätte aktivieren können, aber ich wechselte dennoch freiwillig vorübergehend zum Bodenpersonal, zum sogenanntem Rotkäppchen-Dienst. Ich machte den Führerschein für das Wägelchen, das Behinderte, unbegleitete Kinder und Senioren zwischen den Terminals rumfuhr, und war zufrieden. Die Gründe, warum die Angst vor den Nachtflügen wiederaufgekommen war, konnte ich mir wirklich nicht erklären. Das Detail, das mir entging, war die Beziehung, die ich damals hatte. Sie ließ nicht dauerhaft zu, dass ich wie Steinobst war, das ist die Kehrseite von Nähe: Du musst aufmachen. Und dann kommt das Giftige, das Rohe, das Bittere, das Verwundbare, das Weiche, die Schattenseite zum Vorschein. Seltsamerweise war das Aufmachen immer gekoppelt an Schwäche, als sei ich nun emotional ausgeliefert, als sei die Bedingung für Intimität, für Nähe, für Vertrautheit das Aufgeben meiner Stärke. Sobald ich diese Stärke aber nicht mehr hatte, kam die Angst zurück. Vor allem dann, wenn es dunkel wurde, immer dann, wenn die Nacht kam. Vielleicht ist es das, was man unter der Angst der Ich-Auflösung versteht. Die Angst, sich selbst zu verlieren. Es war, als hätte ich bloß zwei Möglichkeiten: Schwäche zuzulassen, soft zu werden, und infolgedessen Angst zu haben. Oder stark und hart zu sein, dafür furchtlos. Als gebe es nur das eine oder das andere: Mich selbst zu verlieren oder den anderen.

Auch in den Anfängen meiner Ehe wurde der Kern geknackt, und ich stand wieder ganz plötzlich schutzlos in der Welt, wenn der Mensch nicht bei mir war, der mich geknackt hatte. Nach der Trennung war ich ohne Mann und ohne harten Kern, lag nachts allein im verwaisten Ehebett wach und machte mir Sorgen, weil ich nicht mal wusste, ob man einen Adapter für New York braucht. Ich, die jahrelang beruflich um die Welt geflogen war, fühlte mich, als wäre ich noch nie über die Landesgrenze hinausgekommen. Am Tag der Abreise kamen wir nur bis zum Hamburger Flughafen, weil ich vergessen hatte, das ESTA Einreiseformular zu beantragen, und außerdem der Kinderausweis nicht gültig war. Nach einem zweiten Anlauf und dem Kauf neuer Flugtickets durften wir drei Tage später doch noch einreisen. Bei der Einreise am JFK-Flughafen wies der Beamte an, in die Kamera zu gucken, anschließend wurde mein Fingerabdruck festgehalten, er fragte, wie lange und wo wir in den USA bleiben werden, und kurz bevor er den Stempel in meinen Pass donnerte, sah er noch mal auf und blickte mich an: »Für was ist der Schlüssel um Ihren Hals?« Ich atmete tief ein, legte die Hand auf meinen Brustkorb und sagte: »That's the key to my heart.« Er lächelte und winkte uns durch. Und dann waren wir auf einmal wirklich zu zweit in dieser hysterischen Stadt, hatten einen Blick vom Bett aus auf das Empire State Building, und neben mir lag das, was von unserer Kleinfamilie übriggeblieben war. Ich stand am Fenster des zwanzigsten Stockwerks auf der Rivington Street und flüsterte: Kann man auch Heimweh haben, wenn zu Hause niemand mehr auf einen wartet?

Ein paar Monate vor unserer Trennung, lange bevor ich wusste, dass ich schon bald allein nach New York reisen würde, war noch etwas Merkwürdiges geschehen. Ich hatte in einem internationalen Magazin geblättert, das ich in unserem Wohnzimmer fand. Es waren Portraits von Frauen aus der ganzen Welt, was sie machten, warum sie dort waren, wo sie waren, was sie arbeiteten, welche Träume sich erfüllt und welche sich nicht erfüllt hatten. Und dann sah ich dieses Foto von einer langhaarigen, blonden Skandinavierin in einer Latzhose. Sie blickte fest, aufrecht und stolz in die Kamera, irgendetwas in ihrer Biographie hatte sie nach New York verschlagen, nun lebte sie als Single-Mom in Brooklyn. An den Text kann ich mich kaum erinnern, aber an den Aha-Moment, den ich hatte: So will ich sein. Ich will so stark sein wie diese Frau. Ich will überall hingehen können, ich will meine innere Kraft immer bei mir tragen wie ein Amulett, ich will mutig sein, für mich und für mein Kind. Ich will das Unbekannte betreten, egal, ob mit oder ohne die Angst, das werden wir dann sehen. Und ich war Lichtjahre von all dem entfernt. Aber irgendwo in mir gab es einen schattigen Winkel, in dem ich wusste, dass ich diese Frau längst bin.

# 4. Herzlich willkommen, Leben!

## New York loves me

Nun waren wir also in NYC, und kaum wach, waren sie schon wieder da: die Zweifel. Vielleicht war es doch eine Schnapsidee, die Reise im Hochsommer anzutreten. Bei 100 Grad Fahrenheit, wenn die Essex Street schon ganz ohne Panikattacke vor den Augen flimmert und der Asphalt zu schmelzen beginnt. In den heißen Schächten der Metro bekam ich butterweiche Knie, überall lauerte scheinbare Gefahr, und ich bereute plötzlich alles. In den Jahren zuvor hatte ich auf Reisen konsequent keinen Stadtplan in der Hand gehalten, bin hinterher getrottet wie ein Lamm, nicht aus Unterwürfigkeit, eher aus Bequemlichkeit. Venedig, Wien, och ja, mach du mal. Es ist so leicht, jemandem zu folgen, man gibt die Eigenverantwortung ab und kann ein bisschen rumnölen, wenn es nicht so läuft, wie man sich das vorgestellt hat. In Beziehungen hat jeder eine Rolle, die er exzellent spielt. Meine war die des amüsanten Angsthasen, dem man es nie recht machen konnte. Du Tarzan, ich Jane. Am Tag vor unserem Abflug war ich bei einer Homöopathin gewesen, bei der ich mittlerweile in Hamburg in Behandlung wegen der generalisierten Angststörung war. Sie löste die Ärztin mit den roten Stulpen in Berlin ab, nahm mich allerdings nicht mit der Kamera auf. Stattdessen hörte sie mir sehr aufmerksam zu, und gab mir am Ende Arsen in Hochpotenz. Arsenicum album ist eines der Mittel, das in der Homöopathie gegen Ängste verabreicht wird. Ich nahm fünf Globuli direkt, und in einem kleinen weißen Umschlag bekam ich noch ein paar weitere Kügelchen mit für die Reise. Die sollte ich immer bei mir tragen, und im Falle einer sich anbahnenden Panikattacke drei davon in etwas Wasser auflösen und über den Tag verteilt in kleinen Schlucken trinken. Bereits am ersten Urlaubstag löste ich sie in einer Plastikflasche auf, die ich nicht mehr aus der Hand legte. So marschierten wir durch die Stadt, ich versuchte mich selbst zu beruhigen, als ich im Apple Store die ersten vertrauten Anzeichen einer Panikattacke bekam. Die Angst kam und sie ging, und ich ging mit, immer weiter, mal gut, mal weniger gut. Mein Sohn nebenher, ohne auch nur eine leise Ahnung zu haben, dass ich gar nicht so sicher bin, wie er glaubte, und ohne zu wissen, was für ein Gebräu in meiner Pulle war. Auch musste ich verhindern, dass er davon einen Schluck nimmt. Ich fluchte im Stillen, warum sind wir nicht in den Robinson Club gefahren, all inclusive, warum tue ich mir das hier an, was soll der Mist? Im Hollister Store fiel mir die Antwort wieder ein: »Mach' täglich eine Sache, die du fürchtest.« stand auf einem Plakat in dem stockdunklen Schuppen, dazwischen Sweatshirts und Jungs mit nacktem Sixpack, die unvermittelt hinter den Regalen hervorschossen und brüllten: »Hey, whats up?« Wenn ihr wüsstet, wenn ihr wüsstet, was abgeht. Wir erreichten den Central Park: endlich Schatten, Eis am Stiel und eine Wasserbahn für Kinder, in der wir uns bis auf die Unterhose nass spritzen ließen, koreanische Brautpaare am See, ein alter Mann, der aus Luftballons bizarre Tiere formte, Breakdancer, die nach ihrer Performance versuchten, ein paar Dollar und Frauen mit den Worten »We are single and ready to mingle« einzusammeln. Ich ließ mich erschöpft mit einem Pudel aus Luftballons auf meinem Kopf auf einer Bank neben dem kleinen Zoo im Central Park nieder und klopfte mir auf die Schulter: Tag eins von sieben geschafft. Und es war egal, ob es an dem Arsen lag oder den sinkenden Temperaturen, ich hatte einfach wieder einen Funken Zuversicht in mich selbst. Eine der größten Kraftquellen ist, etwas geschafft zu haben, von dem man vorher glaubte, es nicht hinzubekommen, sei es eine Reise oder ein Gang zum Bäcker. Ich werde nie vergessen, wie unbesiegbar ich mich fühlte, als ich das erste Mal auf dem Kopf stehen konnte. Oder als ich das erste Mal um die Alster gejoggt war. Darin liegt so viel Power, weil positive Erlebnisse so wichtig sind, um wieder an sich selbst zu glauben. Weil sie dazu beitragen, diese ewige Suche nach dem externen Ladekabel, dem Akku im außen zu beenden. Solche Erfahrungen muss man suchen, sammeln, verwahren im Herzen. Sie sind wertvoll.

Am Abend kam endlich das ersehnte Gewitter. Ich ließ meinen Sohn kurz allein im Hotel zurück, um in einem Laden um die Ecke noch etwas zu trinken zu kaufen. Als ich den Laden verlassen wollte mit meinen Limonaden- und Wasserflaschen auf dem Arm, regnete, donnerte, blitzte es derart stark, dass ich noch ein bisschen abwarten musste. Ich stellte mich unter in dem Latino-Deli, dicht an dicht gedrängt zwischen Puerto Ricanern und Mexikanern, keiner sprach mit mir, keiner bemerkte mich, ich stand einfach nur da, war ein Teil von allem. Ich guckte dem Gewitter zu, beobachtete, wie die Straßen überliefen, die Gullys gluckerten, der Wind Plastiktüten um die Häuserecken blies, sah die Fassaden der Backsteinhäuser mit den Feuerleitern rauf, blickte nach oben in den Himmel über New York City, fühlte mich so frei, dass es meinen Brustkorb aufriss. Und konnte mich einfach nicht erinnern, wann ich das letzte Mal so lebendig gewesen war. Wann ich mich das letzte Mal so verwundet und gleichzeitig so stark gefühlt hatte. Wann Weichheit und Stärke überhaupt jemals so nah beieinandergelegen hatten. Konnte mich nicht erinnern, wann ich mir das letzte Mal so sehr vertraut hatte. Das war der Tag, an dem ich realisierte: Jedes Mal, wenn ich meiner Angst begegne, begegne ich dem Muster, das mich klein hält. Nur ich selbst kann entscheiden, ob ich mich weiter klein halten lasse oder befreie. Es war der Tag meiner Rettung, mein interner Wendepunkt, der Moment, in dem ich wusste: Ich schaff' das. Und ich schaff' das allein. Seitdem war New York für mich so etwas wie ein Anker. Ein Kraftort, ein Wallfahrtsort, so wie andere auf der Suche nach Heilung nach Lourdes pilgern. Heute hängt an meiner Wand ein Aufkleber, auf dem steht: »New York made Joan Didion cry too«. Von meiner Lieblingsschriftstellerin Joan Didion stammt auch der Satz: »You have to pick the places you don't walk away from«. Die Plätze zu wählen, vor denen man sich fürchtet, vor denen man am liebsten wegrennen würde, sind die wichtigsten. New York wird für mich immer der Ort bleiben, vor dem ich nicht weggelaufen bin.

## Von Downtown nach Uptown

Heute weiß ich, warum meine Angst verschwand: Angst kommt zu uns, weil wir uns fürchten, tiefer zu gehen. Und Angst verlässt uns, wenn wir tiefer gehen. Andy Warhol hatte das im Gegensatz zu mir bereits 1984 in seiner späten Periode gut erkannt und in einem Kunstwerk festgehalten: The only way out is in.

Die wichtigste Frage, die sich jedes menschliche Wesen selbst stellen kann, ist: Ist das ein freundliches Universum? Die einzige Antwort, die man darauf geben kann: Ja, das Universum ist freundlich. Wenn man darauf so antwortet, wenn man davon ausgeht, dass die Welt einem nichts Böses will, ist es das, was man erfahren wird. Es ist das Gesetz der Anziehung für Anfänger, kein esoterischer New-Age-Kram, schon Albert Einstein wusste davon. Ich glaube außerdem, das Universum antwortet auf Frequenzen, nicht auf das, was wir uns wünschen, es versteht nur, welches Gefühl wir aussenden. Wenn wir Angst aussenden, ziehen wir Dinge, Umstände, Menschen an, die eine ähnliche Schwingung aussenden, um das zu unterstützen. Es ist ein bisschen so, als würde man einen Radiosender einstellen, den man grauenhaft findet, aber dann über die schlechte Mucke meckern. Wem das alles zu Hui-Buh-Hokuspokus ist: Positives Denken kann man es auch nennen. Das ist der Grund, warum es an manchen Tagen einfach rund läuft, man einen Parkplatz, einen tollen Typen oder beides findet.

Die Frage zwingt förmlich dazu, nachzudenken. Wenn ich heute einen Brief schreiben würde an mein jüngeres Ich, würde er diese Frage enthalten. Wenn ich heute einen Brief schreiben würde an die Frau, die während des Gewitters im Deli an der Ecke Rivington Street und Suffolk Street in New York stand, würde ich ihr erzählen, dass die Dinge, die nicht klappen, die scheitern, die nicht so wunderbar wurden, wie sie sich das vorgestellt hat, ihre größte Chance werden würden. Ich würde ihr schreiben, dass es eine gute Idee ist, ab sofort von folgendem auszugehen: Alles, was dir begegnet, ist für dich. Nicht gegen dich. Auch die Traurigkeiten, auch das Schwere, gerade das. Es gibt einen Brief von Rainer Maria Rilke an Franz Xaver Kappus, in dem Rilke an den jungen Dichter, der an Schwermut leidet, schreibt: »Wir haben keinen Grund, gegen unsere Welt Mißtrauen zu haben, denn sie ist nicht gegen uns. Hat sie Schrecken, so sind es unsere Schrecken, hat sie Abgründe, so gehören diese Abgründe uns, sind Gefahren da, so müssen wir versuchen, sie zu lieben.

Und wenn wir nur unser Leben nach jenem Grundsatz einrichten, der uns rät, daß wir uns immer an das Schwere halten müssen, so wird das, welches uns jetzt noch als das Fremdeste erscheint, unser Vertrautestes und Treuestes werden. Wie sollten wir jener alten Mythen vergessen können, die am Anfange aller Völker stehen, der Mythen von den Drachen, die sich im äußersten Augenblick in Prinzessinnen verwandeln; vielleicht sind alle Drachen unseres Lebens Prinzessinnen, die nur darauf warten, uns einmal schön und mutig zu sehen. Vielleicht ist alles Schreckliche im tiefsten Grunde das Hilflose, das von uns Hilfe will.

Da dürfen Sie, lieber Herr Kappus, nicht erschrecken, wenn eine Traurigkeit vor Ihnen sich aufhebt, so groß, wie Sie noch keine gesehen haben; wenn eine Unruhe, wie Licht und Wolkenschatten, über Ihre Hände geht und über all Ihr Tun. Sie müssen denken, daß etwas an Ihnen geschieht, daß das Leben Sie nicht vergessen hat, daß es Sie in der Hand hält; es wird Sie nicht fallen lassen. Warum wollen Sie irgendeine Schwermut von Ihrem Leben ausschließen, da Sie doch nicht wissen, was diese Zustände an Ihnen arbeiten? Warum wollen Sie sich mit der Frage verfolgen, woher das alles kommen mag und wohin es will? Da Sie doch wissen daß sie in den Übergängen sind, und nichts so sehr wünschten, als sich zu verwandeln.« Das ist nur ein Auszug, der ganze Brief ist das Schönste, was man lesen kann, wenn man in einem Tal sitzt und glaubt, da nie mehr rauszufinden. Ich war in den Übergängen, und wusste nicht von wo nach wo ich überhaupt ging, aber ich wusste sehr genau, wie ich von Downtown nach Uptown komme. Nach dem Trip hörte es nicht direkt auf, schwer zu sein, aber ich spürte, wie ich wuchs. Solche Wachstumsschmerzen tun nicht in den Leisten weh wie in der Jugend, wenn man plötzlich einen Schuss macht, sie waren genau wie meine Angst nicht zu lokalisieren. Ich besuchte weiter meine Homöopathin, ging zur Folgeanamese, wenn ich das Gefühl hatte, das Mittel, das so gut gewirkt hatte, sei in mir aufgebraucht. Wir sprachen über die Dinge, die ich empfand, über das, was ich träumte, über das, was ich körperlich wahrnahm. Sie fragte ab und zu merkwürdige Dinge, zum Beispiel, ob ich auch Angst hätte vor hervorspringenden Häuserecken. Wer hat denn Angst vor so was, lachte ich, aber dann fiel mir ein, dass ich neuerdings Angst hatte, Treppen runterzugehen. In der Homöopathie gibt es zahlreiche Mittel gegen zahlreiche Angstzustände, das richtige allein rauszufinden und einfach mal zu nehmen, halte ich für keine ganz so brillante Idee. Meine Erfahrung ist, dass es eine erfahrene Ärztin braucht, die auch homöopathisch behandelt und in deren Händen ich mich immer sehr gut aufgehoben fühlte. Das Beste an diesen Terminen war, dass es mir sichtlich immer besser ging, dass das Mittel, die Globuli, die sie mir gab, meine Selbstheilung anregten. Es ist wie ein Impuls, den man bekommt, und dann macht man was draus. Das Erstaunliche war, dass ich wegen Panikattacken ursprünglich zu ihr gegangen war, sie nach einer kurzen Weile nachließen, gar kein Thema mehr waren, aber dafür andere Themen plötzlich auf dem Tablett lagen. Die Freundin, die mir die Ärztin empfohlen hatte, sagte damals, eine Stunde bei ihr sei wie zehn Stunden Therapie. Und es ging auch mir so, es bewegte sich etwas, nachdem ich jahrelang festgesteckt hatte. Es bewegte sich ohne mein bewusstes Zutun, ohne dass ich verstand, was genau geschah oder wer der Motor war. Die Ärztin erklärte bei einem meiner Termine, dass ich mir das mit der Homöopathie vorstellen muss wie eine Zwiebel. Es gibt die äußere Schale, was ganz oben aufliegt (meine Panikattacken), dann gibt es weitere Schichten, Schicht um Schicht pellt man sie ab, und dazwischen stößt man auf diese feinen Häutchen der Schale, bis man schließlich an das Innere gelangt: an die Essenz. Auf diesem Weg komme man an tiefe Ängste, die sich in den Eingeweiden, im Herz, im Kopf, im ganzen Menschen eingegraben haben. Ein individueller Prozess, keine Hauruck-Methode, es ist wie eine Häutung, an deren Beginn man nicht weiß, was sich am Ende rauspellt.

## Meine Angst bringt mich nicht um

Aber es gab auch scheinbare Rückschläge und den Moment, in dem ich mit tränenden Augen vor der Ärztin saß und fragte, ob das denn niemals aufhören würde mit diesem ganzen Zwiebel-geschäle, ob die Entwicklung nicht mal abgeschlossen sei, ob ich denn nicht mal irgendwann ankommen und meine Ruhe haben würde. So wie ich meinen Mann einmal fragte, als ich in einem Haufen Schmutzwäsche saß, ob das denn niemals aufhören würde. Er sagte, das sei das Leben, das würde erst aufhören, wenn es vorbei ist. Von da an habe ich nie wieder über Wäscheberge gejammert, bis heute.

Ein solcher Rückschlag traf mich in Indien, wo ich eigentlich nur ein bisschen Yoga machen wollte statt eine Woche über der Kloschüssel zu hängen. Ein Virus hatte mich erwischt, vielleicht war es auch eher der Schiss, den ich von Anfang an vor dieser Reise hatte. Kurz zuvor wollte ich mich noch impfen lassen, aber dann kam ein Schnupfen dazwischen, ich flog ungeimpft los. Es war das Jahr, in dem ich mich bereits zweimal von einem Mann verabschiedet hatte, die erste Beziehung nach meiner Ehe, kein ideales Timing für alle Beteiligten. In Indien angekommen, war ich aufgelöst vor Liebeskummer und lief rum, als sei ich in einem Videospiel. Wie in Mario Kart versuchte ich jedem und allem auszuweichen, den streunenden Hunden am Strand, vor Sorge, ich könne Tollwut bekommen, dem Essen auf dem Markt, aus Angst vor Hepatitis, dem Fahren auf dem Moped aus Furcht vor einem Unfall. Aber egal, wie ich mich auch duckte, es erwischte mich dennoch. Als ich nachts plötzlich hohes Fieber bekam, hatte ich kein Wasser auf dem Zimmer, konnte nicht das aus der Leitung trinken und keine Tablette nehmen. Ich war allein in dieser Hütte, die anderen schliefen alle, das Fieber stieg so rasant an, dass ich nicht mehr ganz bei mir war, nicht mal die Kraft hatte, rüber zu laufen zu einer anderen Hütte, um Hilfe zu holen. Es wurde eine panische Nacht. Am frühen Morgen kam jemand und brachte mir Wasser und Medikamente. Ich schlief und schlief und schlief und traute mich nicht mehr vor die Tür; alles was ich wollte, war zu Hause sein. Und da war es wieder plötzlich: das altbekannte Heimweh. Wenn ich jetzt zu Hause wäre, sagte ich immer wieder zu mir selbst, dann würde ich weder

Angst noch Dünnschiss haben, dann würde es mir sofort auf der Stelle bessergehen. Meine Stimme im Kopf war dabei wütend, als sei jemand dran schuld, dass ich nun hier festsaß und mich auch nach Tagen immer noch keinen Meter vom Klo entfernen konnte. Am vierten Tag in der Hütte, in der ich nur rumlag, weder was essen noch Yoga machen konnte, hatte ich Geburtstag. Meine Yogalehrerin brachte mir Mangos und eine Mala auf die Terrasse. Die Gebetskette war aus Rudraksha-Samen. Der indischen Mythologie zufolge quälte ein Dämon die Götter, woraufhin es Lord Shiva mit Hilfe aller Götter und einer speziellen Waffe gelang, diesen Dämon auszulöschen. Im Zuge des Sieges traten Glückstränen aus den Augen Shivas, und aus diesen Tränen entstanden die Rudrakshas. Meine Yogalehrerin sagte, es sei Zeit, dass ich wieder runterkomme, wieder zurückkehre auf meine Matte. Ich schüttelte mit dem Kopf, ich sei noch zu schwach. Vom Bett aus sah ich die Affen in den Bäumen vor meinem Fenster und erinnerte mich genau daran, wann ich das das letzte Mal gesagt hatte: Ich bin noch zu schwach. Noch einen weiteren Tag blieb ich in meinem Bett, wälzte mich rum, schwankte zwischen Kohletabletten und dem Versuch, wenigstens einen Schluck Wasser bei mir zu behalten, und dann hatte ich eine Erleuchtung: Es ist egal, wo du bist, dein Zuhause ist bei dir. Es ist nicht ortsgebunden, nicht draußen irgendwo, nicht bei deinen Eltern, nicht bei den Männern deines Lebens, nicht in Hamburg und nicht in Frankfurt, nicht auf dem Mond, es ist in dir. Du kannst also genauso gut hier sein. Indien ist sicher nicht der ideale Ort, um krank zu sein, und es war ein wirklich fieses Virus oder was auch immer, aber es drohte keine Lebensgefahr. Der Unterschied zwischen einem Yogi und einer Person, die kein Yoga praktiziert, ist, dass der Yogi eine Technik hat, seinen emotionalen Zustand zu verändern, wenn er es möchte. Es heißt nicht, dass er nicht in einen emotionalen Zustand gerät. Der Teufel liegt im Detail dieser Behauptung: Wenn er es möchte. Denn welche Technik auch immer theoretisch und praktisch erlernt wird, sie hilft nichts, wenn der Wille, sich aus einem Zustand zu befreien, fehlt. Nach vierzehn Tagen hatte ich den immer noch beschissensten Heimflug meines Lebens, aber war einen großen Schritt weiter: Indien über der Latrine kannst du nun auch. Next demon, Lord Shiva!

## Love Trumps Fear

Ich zähle die Tage, nur noch ein paar sind es, die ich hier auf Hydra sein werde. Heute habe ich vor, eine Eseltour hoch in die Berge zu machen, zum Kloster Matrona. Die Nonnen seien immer so reizend, würden die Gäste reinbitten und ihnen Kaffee anbieten. Das erzählte mir jedenfalls die rothaarige Frau aus England, deren Tochter die Eseltouren hier auf der Insel organisiert. Der Ausritt scheitert daran, dass man dazu feste Schuhe braucht und einen Helm aufsetzen muss. Safety first. Ich habe nur ein einziges Paar Schuhe für den ganzen Urlaub dabei. Birkenstocks statt Trekkingsandalen. Einen Helm will ich bei 35 Grad auch nicht tragen. Statt auf dem Rücken eines Esels setze ich mich also lieber an den Hafen, kaufe mir ein Eis und entdecke zufällig den pubertierenden Jungen der besorgten Mutter. Er sitzt mit seinem Kumpel fröhlich auf einer Mauer, als würde er es genießen, nun endlich allein hier sein zu dürfen nach den Anfangsschwierigkeiten des ersten Abends. Am Nachmittag versuche ich ein bisschen zu arbeiten, zu recherchieren, mir noch mehr Fachwissen über die Angst anzulesen. Ich blättere lustlos in meinen mitgebrachten Büchern, nicht etwa, weil sie mich langweilen oder schlecht wären, ganz im Gegenteil, es sind relevante Werke, aber ich frage mich nach all den Jahren, die ich mich nun mit Angst beschäftige, ob theoretisches Wissen mir eigentlich jemals geholfen hat. Oder ob es nicht doch am Ende immer nur die Selbsterfahrung, negativ wie positiv, war, die mich einen Schritt weiter, näher zu mir gebracht hat. Näher nicht im Sinne von egozentrisch um mich selbst drehend, und den Rest der Welt außen vor lassen, sondern mich näher kennenlernen, um den Rest der Welt auch besser zu verstehen. Mehr Mitgefühl für meine Mitmenschen zu entwickeln, weil ich eben nicht der einzige Mensch auf der Welt bin, der eine Kindheit hatte. Nicht der einzige Mensch auf der Welt bin, der Angst hat. Ich erinnere mich gerne regelmäßig selbst an den Satz: You don't have all the problems in the world. Aus der Hirnforschung weiß man, dass Angst die Fähigkeit zur Empathie mindert. Auf einer gesellschaftlichen Ebene kann man das in Deutschland derzeit ganz gut beobachten. Oder auch in den USA. Ich tippe, Donald Trump hat die Hosen auch gestrichen voll. Menschen fühlen sich bedroht, weil sie fürchten, dass eben nicht genug für alle da ist, dass ihnen was genommen wird. Und plötzlich ist es vorbei mit »Liebe deinen Nächsten wie dich selbst.« Jeder steht sich im Auge der Angst selbst am nächsten. Das Einzige, das stärker ist als Angst, ist Liebe: Love Trumps Fear. Der schnellste Weg, ängstliche Gedanken in eine andere Marschrichtung zu lenken, ist die Perspektive zu wechseln: weg vom Selbst. So wichtig Innenschau, Reflexion, Selbsterkenntnis ist, so wichtig ist Abstand zu dem eigenen Schlamassel. Es gibt kaum einen effizienteren Weg als den Fokus von sich auf andere zu richten. Es hilft enorm, eine Pause zu machen von den eigenen Tragödien, der eigenen Nabelschau, und die Ansprüche mal für einen Augenblick auf Eis zu legen. Sich umzuschauen, wie es dem Rest der Welt eigentlich so geht. Es wird einem auffallen, dass viele wesentlich schlechter dran sind als man selbst. In NYC gibt es eine Frau, sie nennt sich auf Instagram @liza-_k, die in der Stadt kleine Umschläge an Obdachlose verteilt mit ein paar Dollarnoten und einer darin eingewickelten Botschaft: »You are beautiful«. Botschaften allein machen niemanden satt, aber Liebe macht alles besser. Wir sind Seelen, die eine menschliche Erfahrung in einem Körper auf diesem Planeten machen. Das ist hart, für alle von uns. Für manche härter. Selbstlos heißt nicht sich aufgeben, aber das Selbst, so sehr man sich auch freut, es gefunden zu haben, einen Moment beiseite zu legen. Selbstvergessenheit hat einen doppelten Effekt: Man hat Kapazitäten frei für seine Umwelt und eine Weile Ruhe von der eigenen Wehleidigkeit. Angst ist nicht nur das Gegenteil von Liebe und ein Mangel an Mitgefühl. Es ist auch ein schwammiges Gefühl, wer ich im Kern bin. Ich habe durch all die Erlebnisse gelernt, zwischen dem, was mir beigebracht wurde von außen, und dem, was ich selbst bin, zu unterscheiden. Ein großer Teil des Erwachsenwerdens ist, die Sachen zu verlernen, die einem beigebracht wurden von Menschen, die selbst nicht so genau wussten, wer sie sind. Nicht nur von den Eltern, auch von anderen Einflüssen wie Freunden, selbsternannten Heilern, Kultur, Kirche und Medien werden wir geprägt. Es bleiben Glaubenssätze hängen, die mitunter nicht die eigenen sind. Man muss eine Art Selbstprofil erstellen: Was bin ich, was ist meine eigene negative Selbsthypnose und was sind in Wahrheit die Ängste der anderen? Guru Jagat, Yogalehrerin aus L.A., sagte das mal sehr schön: »Du musst sehr genau darauf achten, in deiner eigenen Trance zu sein, nicht in der einer anderen Person.« Wir alle absorbieren die Ängste und Glaubenssätze derer, die uns umgeben, wenn wir jung sind. Die ersten drei Lebensjahre nehmen wir wie ein Tonbandgerät alles um uns auf, nehmen Gedankenmuster, Verhalten und tief verwurzelte Ängste unserer Vorfahren auf, diese Aufnahmen spielen wir für den Rest unseres Lebens ab. Immer wieder, rauf und runter. Sie sind wie unbewusste Aufzeichnungen. Diese Aufnahmen muss man ändern, sie überspielen mit einem anderen Sound. Mit einer ganz eigenen Melodie. Nicht nur im Übertragenen, auch wörtlich. Deshalb wird im Kundalini Yoga das Hören von Mantren in der Nacht empfohlen. Es muss nicht so laut sein, dass man aufrecht im Bett sitzt und tanzen will, nur ein leiser Klangteppich. Ein sehr beliebtes Mantra ist Ant Na Siftee, es wird auch »Break the Family Karma« genannt. Das Mantra ist der 24. Vers des Japji, das von Guru Nanak, dem ersten Guru der Sikhs, der Mitte des 15. Jahrhunderts lebte, geschrieben wurde. Es soll Transformation für die ganze Familie bringen, aber auch das muss jeder für sich ausprobieren. Davon abgesehen ist das Lied wunderschön und eine tolle Einschlafmelodie. Ich habe mir angewöhnt, Mantren zu hören, seit ich vor ein paar Jahren Kundalini Yoga für mich wiederentdeckt habe. Allerdings frage ich mich in letzter Zeit immer häufiger, wie ich das meinem zukünftigen Partner erklären soll, dass wir zum Einschlafen quasi Kassette hören. Kundalini Yoga machte

ich das erste Mal als Geburtsvorbereitung in der Schwanger-
schaft vor 23 Jahren, danach vergaß ich es wieder. Es war nicht
so richtig hip damals. Wenn man es regelmäßig praktiziert,
fühlt es sich so an, als komme das wahre Selbst zum Vorschein,
würde sich rausschälen, man sich selbst demaskieren. Ein fas-
zinierender Prozess, der mitverantwortlich ist für meine Entscheidung, Alkohol aus meinem Leben zu entfernen. Der Begriff der Hidden Agenda wurde von Yogi Bhajan in einem
seiner Vorträge im Jahr 1983 benutzt. Seiner Meinung nach entstand das versteckte Selbst in der Kindheit, und dieses versteckte Selbst hat eine Geheimakte: Es kreiert eine ausgedachte
Persönlichkeit, um all das, was in einem frühen Alter anerzo-
gen und erworben wurde, zufriedenzustellen. Um mit dem
Druck des echten Selbst, der wahren Identität, klarzukommen,
setzt man sich von klein auf eine Maske auf, statt seine wirkliche Persönlichkeit zu zeigen und strahlen zu lassen. Als ich
darüber nachdachte, fielen mir ein paar Beispiele ein, die so
weit zurückliegen, dass es wirklich erstaunlich ist, wie genau
ich mich daran erinnern kann. Eines dieses scheinbar völlig
profanen Erlebnisses ist das: Ich bin vielleicht zehn Jahre alt
und mit meiner Freundin im Feld spielen. Es ist Spätsommer,
es liegen Berge von Strohballen auf dem Acker, die Sonne
scheint, es riecht nach überreifen, herabgefallenen Äpfeln, ich
springe fröhlich und ohne drüber nachzudenken von hinten
auf ihren Rücken. Der Grund? Lebensfreude plus überborden-
de Zuneigung für meine Freundin, von der ich annahm, sie
würde mich auch mögen. Die so ganz anders war als ich. Sie
verzog ihr Gesicht und sagte: »Das würde Tina niemals machen!« Ich war nicht Tina, ich war ich. Aber von da an irgendwie nicht mehr so richtig gerne. Ihrer Reaktion nach zu urtei-

len, war an meiner Persönlichkeit etwas nicht in Ordnung, ihre andere Freundin, Tina, war nicht so albern wie ich, sagte sie und verglich mich mit ihr. Ich fing an mich anders zu verhalten, wenn ich meine Freundin traf. Meine Mutter mochte das Mädchen nicht, sie riet, eine andere Freundin zu finden, die sei nicht nett zu mir. Mütter spüren so etwas. Damals kannte ich noch nicht den Energie-Management-Tipp, der heute oberstes Gebot für mich ist: Umgebe dich mit Menschen, bei denen du dich nicht verstellen musst. Fuck Tina. Alles andere macht einfach keinen Sinn, entweder mögen Leute einen oder sie mögen einen nicht. Das Einzige, was es zu tun gilt, ist immer und überall die eigene Identität, die wahre Persönlichkeit zu liefern. Das gilt für Freundschaften, Familienfeiern, Geschäftsbeziehungen, Bankgespräche, Liebesbeziehungen, Vorstellungsgespräche, Dates, Preisverleihungen und One-Night-Stands. Wenn deine Präsenz nicht wirkt, wirkt eh nichts.

Im Kundalini Yoga geht man davon aus, dass die effektivste Art, die Maske der erfundenen Persönlichkeit, der Hidden Agenda, zu brechen, Meditation ist. Man konfrontiert die Gedanken des geheimen Selbst an der Wurzel, jedes Mal, wenn ein Fake-Gedanke auftaucht, begegnet man ihm mit einem Gedanken, der ähnlich stark ist. Dazu dienen spezielle Mantras, das Mantra muss so stark sein, dass es den Gedanken auf den Kopf trifft und ihn stoppt. Auf keinen Fall sollte man sich auf Diskussionen mit dem Geist einlassen, nichts debattieren, interpretieren, bewerten oder rechtfertigen. Stattdessen in einem nichtreaktiven Zustand bleiben, neutral, stark, unbeeindruckt bleiben. Die Agenda des Geistes wird quasi mit einer neuen, positiveren, höheren Frequenz überschrieben. Eine Meditation mit Affirmationen wirkt auf den Geist wie Selbsthypnose, sie hat die Kraft, die erfundenen Geschichten des versteckten Selbst zu brechen. Erst neulich war ich mit einem Mann zum Abendessen verabredet. Ich mochte ihn, und er mochte mich. Dann geschah etwas Absurdes: Er triggerte mit einer banalen Bemerkung, durch die Art, wie er es sagte und wie er dabei guckte, etwas in mir, das mich ganz mickrig fühlen ließ. Ich erschrak mich so, dass ich mein Risotto stehen ließ und sofort nach Hause wollte. Er verstand nicht, was geschehen war, denn in Wahrheit hatte er mir nichts getan. Mein Gefühl war Vintage, aus dem letzten Jahrhundert, und hatte nicht das Geringste mit ihm zu tun. Mit wem es was zu tun hatte, war ich. Deshalb meine ich, dass es so wichtig ist, die eigenen geheimen Orte aufzusuchen, die versteckten Sehenswürdigkeiten der Seele zu besuchen, die Reise nach innen zu machen. Bevor man sich im Außen auf die Suche nach dem einen vermeintlich perfekten Partner macht, der einem die Sterne vom Himmel holen, Höhepunkte bescheren und den Tiffany's Verlobungsring beim Frühstück im Hotel Amour in Paris in einer halben genussreifen Avocado verstecken soll.

### Den Tisch wackeln lassen

Selbsterfahrung hat mich gelehrt, dass ich emotional selbständig und autonom bin. Und dass ich stark genug bin, um es mit einem wackeligen Tisch aufzunehmen. Als ich bemerkte, dass mir meine Sehnsucht nach Perfektion weder Vergnügen noch Sicherheit bringt, probierte ich etwas anderes aus. Die Übung, die ich mir seit einiger Zeit verordnet habe, heißt: den Tisch wackeln lassen. Sie steht im übertragenen Sinn für all die Situationen, die nicht ideal, aber auch nicht lebensbedrohlich sind. Aushalten, was ist: den falschen Tisch, den zugigen Platz im Restaurant, das vielleicht zu laute Hotelzimmer, das Parfum des Sitznachbarn. Nicht ändern, nicht optimieren, nicht ignorieren, nur beobachten, wahrnehmen, aushalten, was passiert. Meist nichts Schlimmes. Der Widerstand gegen eine unangenehme Situation ist die Wurzel des Unwohlseins, des Leidens, nicht die Situation selbst. Als ich das letzte Mal flog, hatte ich tatsächlich vergessen, einen Gangplatz zu buchen. Ich wurde ans Fenster gesetzt. Neben mir ein älteres Paar. Ich setzte mich hin und hielt es aus, es fiel mir nicht mal schwer. Dann passierte Folgendes: Die Frau saß am Gang und guckte sich bereits während des Einsteigevorgangs panisch um, ob sie sich umsetzen könnten. Ihr Problem war das Klo, neben dem sie saß. Als das Boarding komplett war, sagte sie zu ihrem Mann, da vorne sei eine ganze Sitzreihe frei, sie würden umziehen. Er erwiderte, nein, sie könne das gerne tun, er aber würde genau dort sitzen bleiben, wo er sitzt. Sie waren beide über siebzig, er hatte das vermutlich sein ganzes Leben mitgemacht, und nun reichte ihm dieses Heckmeck. Im Stillen war ich stolz auf ihn. Nach fünf Minuten Lamentieren seiner Frau, verabschiedete er sich von mir mit den Worten, es liege nicht an mir, aber seine Frau wolle nicht neben den Toiletten sitzen. Ich war sehr zufrieden mit mir: Ich hatte es ausgehalten und wurde noch belohnt mit einem Fensterplatz plus einer ganzen Sitzreihe für mich allein. Direkt neben dem Klo.

Das Wichtigste, das ich mit der Zeit lernte, war, dass ich mich zu hundert Prozent auf mich verlassen kann. Ich kann mich drauf verlassen, dass ich mit der Situation, egal, wie sie ausfällt, zurechtkommen werde. Das bedeutet nicht, dass alles immer super sein wird, sondern dass ich ausreichend Ressourcen habe und auf mein Kommando jede Krise vor meinen Augen schmelzen lassen kann. Mir fiel auf, dass es oft nicht die Situation ist, die mir Angst macht, sondern eher die Spekulation im Vorfeld, was alles schiefgehen könnte. Plus die Annahme, ich würde nicht klarkommen mit den Folgen. Wenn ich mir aber Sorgen mache um etwas, das noch gar nicht eingetroffen ist, was ich noch gar nicht erlebt habe, muss ich ja zweimal durchgehen: einmal panisch im Vorfeld und einmal, wenn es eintritt. Es gibt eine Methode von Byron Katie, einer US-amerikanischen Bestsellerautorin, die ein Programm gegen negative Vorstellungen des Geistes entwickelt hat. Die Methode nennt sich The Work. Sie selbst litt über Jahre an Depression und fand heraus, dass sie litt, wenn sie ihren Gedanken glaubte. Und dass sie nicht litt, wenn sie diese Gedanken nicht glaubte. Die Ursache für ihre Depression war nicht die Welt um sie herum, sondern es waren ihre Überzeugungen über die Welt um sie herum. Sie geht davon aus, dass die Realität stets freundlicher ist als die ausgedachte Geschichte im Vorfeld. Man müsse das eigene Denken an die Realität angleichen. Das erreiche man mit der Überprüfung eines Gedankens auf dessen Wahrheitsgehalt. Dafür stellt man sich mit The Work vier Fragen, die ängstliches Denken unterbrechen.

1. Ist das wahr?
2. Kann ich wirklich wissen, dass das wahr ist?
3. Wie reagiere ich, wenn ich diesen Gedanken denke?
4. Wer oder was wäre ich ohne diesen Gedanken?

Manchmal hilft es mir auch, ängstliche Gedanken mit einer simplen Frage zu unterbrechen: Was, wenn alles klappt? Vor vielen Jahren habe ich mir das Wort »perfect« auf mein linkes Handgelenk tätowieren lassen. Ironie des Schicksals ist, dass es völlig misslungen ist, die Schrift sieht verwaschen und verunglückt aus, der Tätowierer war wohl ein Anfänger. Menschen, die es sehen, denken manchmal, ich habe mir damit selbst ein Label aufgeklebt, als würde ich glauben, makellos zu sein. Oder als sei es ein Mantra, das für Selbstoptimierung stünde. Aber es bedeutet in Wahrheit ganz was anderes, ganz das Gegenteil. Die Geschichte dahinter ist, dass ich vor etlichen Jahren den Modedesigner Marc Jacobs für ein Interview traf. Er hatte damals 34 Tattoos, aber ein sehr kleines auf seinem rechten Handgelenk interessierte mich am meisten: perfect. Er erklärte: »Das kommt aus einem Vers ›I'm a perfect being in a perfect world where everything that happens benefits me completely.‹ Und bedeutet nicht, dass ich perfekt bin, sondern die Dinge exakt so wie sie nun mal sind vollkommen sind. Wenn ich das vergesse, wenn ich gestresst bin und die Dinge nicht so akzeptieren kann, wie sie sind, und sie verändern will, erinnere ich mich da dran. Ich schaffe das auch nicht immer, vielleicht schafft der Dalai Lama das 24 Stunden am Tag, aber es hilft mir, mich zurückzubringen: Ich bin hier in diesem Raum, ich rede mit Ihnen. Was immer vergangen und was immer in der Zukunft ist, zählt gerade nicht.« Kurz darauf machte ich es ihm nach und ließ mir das Gleiche stechen. Es bedeutet für mich auch, dass ich keinen Meister im Außen brauche, dass nur ich verantwortlich bin für das, was ich denke, sage, tue. Ich folge nicht blind jemandem, auch keinem Guru, sondern picke mir raus, was für mich stimmt, was Sinn macht für mich persönlich.

Bis zu jenem Punkt, an dem ich wusste, ich allein führe mich, und sonst niemand, war es ein langer Weg. Früh interessierte ich mich für Spiritualität, machte schon Yoga vor 25 Jahren, immer auf der Suche nach einer Antwort auf die Frage: Wer bin ich? Stets diese Sehnsucht, das Selbst mit Hilfe von außen zu verbessern. Seltsam, wie lange ich für das Finden der simplen Antwort brauchte: Ich bin ich, und nur ich allein bin in mir. Offenbar erschien mir das zu wenig. Es ist ja auch ein menschliches Verlangen, zu wachsen, wir sind hier, um irdische Erfahrungen zu sammeln, die über Essen und Schlafen hinausgehen, wollen über uns hinauswachsen, an innere Orte gelangen, an denen wir vorher noch nicht waren. Selbstentwicklung ist allerdings ein Markt, der selbst in den letzten Jahren wie irre gewachsen ist. Ich kann mich nicht erinnern, dass meine Eltern Heiler, Coaches oder Achtsamkeitsseminare zur Persönlichkeitsentwicklung besucht haben. Sie gingen arbeiten, guckten Fernsehen, im Sommer wurde gegrillt, im Winter bastelten wir Kastanienmännchen. Das war's im Groben. Weise Menschen sind wunderbare Lehrer, für die ich sehr dankbar bin, aber eines Tages merkte ich, dass es für mich keinen größeren Guide gibt als den Klang meiner eigenen Stimme. Sobald man still wird, weiß man die meisten Antworten, aber das funktioniert nur, wenn man nicht abgeschnitten ist von seinem höheren Bewusstsein. Während ich das schreibe, fällt mir auf, dass ich das Wort höheres Selbst gerne besser verstehen würde, ich gebe den Begriff in die Suchmaschine ein. Vier Einträge, die was von göttlichem Funken und innewohnendem Glanz erzählen, der fünfte Eintrag heißt: Hilfe, was tun, wenn man keinen hochkriegt? Was ich meine: Es gibt einen Aspekt, der mehr weiß als wir rationalisieren können. Ich muss niemanden mehr fragen, wer ich bin und warum ich hier bin. Was ich aber von Zeit zu Zeit tun muss, ist im inneren Schweigekloster einchecken, um die eigene Stimme wieder zu hören. Wenn man seinen Mund für zwei, drei Tage nicht öffnet, können sich Teile des Gehirns ausruhen. Dazu muss man nicht zwingend ins Kloster, ins Retreat gehen, es reicht, einfach mal die Klappe zu halten und bei sich zu bleiben. Auch ganz wörtlich. Retreat bedeutet ja genau das: Rückzug. Nicht nur in die eigenen vier Wände, sondern in sich. Wenn wir draußen sind, tragen wir alle Spiegel auf dem Gesicht, wir reagieren immer in einer Weise auf die Aktionen und Reaktionen der Leute um uns herum. Das zu unterlassen für paar Tage, ist heilsam.

Was auch heilsam ist, ist mit sich selbst zu reden. Nicht nur so nebenbei beim Wäsche zusammenlegen, sondern als Selbst-Psychotherapie. Dazu braucht man nur einen Rekorder oder die Sprachmemo-Funktion auf seinem Handy. Man spricht frei aus, was einen alles umtreibt. Sorgen, Ängste, Kummer, alle Emotionen. Ohne etwas zurückzuhalten. Anfangs fühlt sich das unangenehm an, aber es hört ja niemand. Und wird auch nie jemand hören. Außer man selbst. Danach spult man zurück und hört sich den eigenen Nonsens an. Einfach nur dasitzen und sich selbst zuhören. Der nächste Schritt ist eine weitere Aufnahme, in der man seine erste kommentiert. Es ist eine Kommunikation mit einem selbst, eine mentale Korrektur und wirkt wie eine Meditation. Es ist unbeschreiblich, wie schnell man sich mit dieser einfachen Methode vorwärtsbewegt, wie leicht es fällt, die eigenen Gedanken zu entwirren und zu korrigieren, wenn man das Gold mal bei sich behält. So lieb ich meine Freundinnen und meine Familie habe, und so sehr ich dankbar bin, meine Gefühle mit ihnen in elfminütigen Sprachnachrichten und stundenlangen Telefonaten teilen zu können: Manchmal muss man die Dinge mit sich besprechen. Wo ich das herhabe? Von meinem Freund Yogi Bhajan natürlich.

## Ich bin mein eigener Guru

Guru bedeutet vom Dunkel ins Licht. Guru ist ein Titel für einen spirituellen Lehrer, er kann die Kerze oder die Taschenlampe halten, Denkanstöße geben, gehen muss man den Weg selbst. Aufzuhorchen lohnt sich, wenn der Personenkult zu groß wird und wenn ein Guru von seinem Podest aus doziert, man solle vom Wurzel- bis zum Scheitel-Chakra selbstbestimmt sein, und gleichzeitig erklärt, was man machen, essen, wann aufstehen, wann zu Bett gehen und welche Temperatur die Dusche haben soll. Einmal war ich auf einem Yoga-Wochenende in einem Zimmer untergebracht, in dem die Heizung kaputt war. Es war bulleheiß in der Bude, mir glühten nachts noch die Wangen. Ich meldete das einer der Lehrerinnen, einem angehenden Swami, sie sah mich milde lächelnd an und sagte: Ja, das ist dein Karma. Ich müsse wohl lernen, mit diesen Widrigkeiten klarzukommen, es sei nur mein Ego, das sich dagegen wehrt, ich solle es beobachten. Ich dachte: Wollt ihr mich eigentlich alle verarschen? Es ist ein kaputter Ofen, nicht mein Karma! Ich blieb dennoch dort und schwitzte mir die Seele aus dem Leib. Das ist Jahre her, aber kein Einzelfall. Einmal war ich zu einem Frauen-Retreat auf Kreta, die Lehrerin hielt es für eine knorke Idee, mit uns in der Mittagshitze im heißen Sand anstrengende Übungsreihen zu turnen. Sie saß vorne, feuerte uns an und aß eine Banane. Um uns herum Touristen, die uns anstarrten, als seien wir die Affen. In mir stieg unbeschreibliche Wut auf, ich wollte in den Schatten, der Sand rieselte in meine Unterhose, aber ich traute mich nicht, Einspruch zu erheben. Nicht vor Angst, es war ja keine Sekte und alles freiwillig, sondern vor den allwissenden Blicken der anderen, die sicher gefolgert hätten: Sie ist einfach noch nicht so weit. Oder letztens, als ich auf Mallorca in einem Yoga-Camp war, es fand im Freien statt, es zog aus drei von vier Himmelsrichtungen, der Steinboden war saukalt, es war Oktober, alle sahen aus, als hätten sie bereits eine Lungenentzündung. Wir hatten über 1000 Euro bezahlt für dieses Wochenende und froren uns den Arsch ab. Keine der mehr als 150 Frauen beschwerte sich. Auch ich nicht. Am ersten Tag wollte ich abreisen, kurz drauf dachte ich, aber nein, das sind nur meine inneren Widerstände gegen mein Wachstum, das muss meine dunkle Seite sein, die sich sperrt, die Arbeit zu machen. Ein Scheißdreck ist das meine dunkle Seite, denke ich heute nachträglich. Das ist mein gesunder Menschenverstand gewesen, den ich glücklicherweise doch nicht beim Check-in abgegeben hatte. Ja, es ist wichtig, die Komfortzone ab und zu für Wachstum zu verlassen, aber noch erheblicher finde ich zu bemerken, wenn nur noch blind gefolgt wird. Das bedeutet nicht, dass ich keine Yogareisen mehr mache, aber ich bin sehr wachsam und schaue für Führung nicht mehr nach außen, gebe niemandem mehr außerhalb von mir Macht. Ich bin mein eigener Guru, meine eigene Frau, mein eigener Soulmate, mein eigener Heiler, mein eigener Coach, und über all dem: mein eigener Experte. Dazu musste ich mich selbst kennenlernen, das ist der Pfad. Dharma ist Sanskrit und heißt genau das: der eigene Weg im Leben. Er lässt sich nicht beschleunigen, nicht mit Geld kaufen, nicht erreichen, indem man sich das Hirn zermartert oder wie ein Schaf jemandem hinterhertrottet. So wie es auch keine Heilung bringt, ein Buch über Heilung zu lesen, auf Instagram rumzuscrollen und Screenshots von spirituellen Memes zu machen. Bewusstseinsentwicklung lässt sich nur erreichen, indem man mit sich selbst kommuniziert, sich selbst erlebt, sich selbst durchdringt. Vor allem aber, indem man seinen Bullshit-Detektor scharf stellt, der einem sehr deutlich macht, wenn was schräg ist. Dieser Bullshit-Detektor ist besonders deutlich zu spüren, indem man auf die eigenen Körpersignale achtet. Jeder spürt das woanders, ich bekomme meist einen steifen Nacken oder beiße die Backenzähne aufeinander, wenn was faul ist. Eine Zeit lang hielt ich mich an die Empfehlung, täglich morgens eiskalt zu duschen. Oh ja, eine kalte Dusche kann durchaus erfrischende Wirkung auf das Nervensystem haben. Auch fühlte es sich super danach an, jedenfalls im Sommer. Als es Herbst wurde, duschte ich immer noch täglich kalt, auch dann, als sich meine Fingerspitzen und Fußzehen jedes Mal vorübergehend gelblich verfärbten, weil kein Blut mehr drin war. Bis mein Körper mir klarmachte: Mir ist kalt, hör auf mit dem Quark. Aus ayurvedischer Sicht bin ich ein Vata Typ, habe einen Überschuss von dem Dosha, das für Bewegung, Luft und Trockenheit steht. Alles, was das erhöht, ist Kälte, Trockenheit, Wind, Unruhe. Die meisten Menschen in der westlichen Welt leiden an einem erhöhten Vata, das durch Stress, Kleben am Computerbildschirm, zu wenig Erdung durch Spaziergänge in der Natur, hektisches Fast-Food Essen im Stehen und so weiter und so fort noch mehr aus dem Lot gerät. Wenn ich mir erlaube, auf mich zu hören, spüre ich klar und deutlich, was ich brauche: Warmherzigkeit, warmes

Klima, dreimal täglich warme Mahlzeiten, warme Ölmassagen und warme Duschen. Kälte und Coolness war noch nie meins. Auch Fernreisen sind nicht das Gelbe vom Ei. Was das alles mit Angst zu tun hat? Erstens: Wenn Vata erhöht ist, die anderen beiden Doshas Kapha und Pitta also einen geringeren Anteil ausmachen, steigert das Angst. Es mangelt noch mehr an Bodenhaftung, man ist noch mehr im Kopf als im Körper und mit der Zeit völlig durch den Wind. Und zweitens: Das Antidot zur Angst ist keine externe Ideologie, sondern Vertrauen in die eigene Weltanschauung und das eigene Empfinden. Menschen erzählen einem gerne, wer man ist, ich rate davon ab, ihnen zu glauben. Niemand weiß mehr über dich als du selbst. Jeder, der etwas anderes behauptet, erzählt Mist. End of story.

## Die Dinge sterben lassen

Warum ich trotz meines Wissens die empfohlenen kalten Duschen durchzog? Aus Angst zu altern. Denn es hieß auch, sie hätten stark verjüngende Wirkung. Die meisten unserer Ängste lassen sich nutzen, um uns etwas zu verkaufen. Nicht nur Produkte, auch Philosophien. Wenn man den Fernseher anschaltet, im Internet unterwegs ist, die Zeitung aufschlägt, überall wird man bombardiert mit Botschaften, die rufen: Wenn du dies und jenes nicht besitzt, nicht kaufst, nicht machen lässt, wird es böse enden. Permanent wird uns weisgemacht, wie unsicher unser Leben ist, wo überall Gefahr lauert, das geht vom bombensicheren Türschloss gegen Einbrecher bis zum Hautserum, das wir angeblich dringend gegen die Schwerkraft brauchen. Alles basiert auf Angst, die eigene Urteilskraft wird mit ihr lahmgelegt wie Gesichtsmuskeln mit Botox. Eine solche Propaganda ist die geschürte Angst vor dem optischen Verfall. Kaum vierzig, bekommt man von Medien, Ärzten, Freundinnen, Kosmetikerinnen, Wildfremden eingeredet, die Haut würde welk, die Hüften dick, die Wechseljahre stünden demnächst vor der Tür, und alles ginge nun rasant den Bach runter. Es lässt sich nicht leugnen, dass jede Hormonumstellung körperliche und seelische Veränderungen mit sich bringt. Das ist in der Pubertät und in den Wechseljahren der Fall. Aber die Szenarien, die häufig um die Fünfzig gezeichnet werden, lassen vermuten, nach Ausbleiben der Periode würde das Leben schlagartig enden. Hinter der Angst vor dem Alter steckt nicht nur die Angst vor dem Verlust von Jugendlichkeit, die Sorge, nicht mehr attraktiv zu sein, dadurch nicht mehr beruflich und privat relevant zu sein. Sondern auch die Angst vor der eigenen Sterblichkeit. Nichts macht einem diese deutlicher als ein Blick in den Spiegel. Wir leben allerdings in einer Zeit, in der keiner mehr der eigenen Endlichkeit ins Gesicht sehen muss, es gibt genügend Methoden und Mittel, um die traurige Tatsache optisch aufzuhalten. Kaum jemand möchte mehr so aussehen, wie er aussieht, keiner mehr so aussehen, wie er alt ist. Es ist ein Massenphänomen. Die Gründe, warum jemand, oder beinahe jeder heutzutage, nicht das Gesicht haben will, dass er sich verdient hat, sind unterschiedlich. Und jedem steht frei, was er unter würdevoll altern versteht, und ob Würde überhaupt ein Wort ist, das eine Rolle spielen soll. Manche möchten einfach nicht zornig aussehen, deshalb muss die Zornesfalte weg. Und die Mundwinkel sollen aussehen, als würden sie Tag und Nacht lächeln. Nicht, dass ich die Motivation dahinter nicht verstehen würde, aber mir macht es Angst, die Gefühle nicht mehr dechiffrieren zu können. Neulich sagte eine Freundin während eines Konzerts zu mir, sie sei total sauer, weil sich jemand in der Schlange an der Bar vorgedrängelt habe. Ich sagte zu ihr: Echt? Ich habe gar nicht gesehen, dass du sauer warst. Das Schöne in der Situation war, dass sie auch drüber lachen konnte. Vielleicht werde ich in Zukunft die einzige Frau sein, die ihre Stirn kräuseln kann, selbst dann, wenn ich nicht mal sauer bin. Ich weiß nicht, woher ich das plötzlich nehme, aber ich habe entschieden, ich werde so aussehen, wie ich aussehe. Ich werde nicht einschreiten, werde mein Antlitz machen lassen, was es will, meine Haut welken lassen: Let things die. Auch wenn mich der letzte Satz selbst erschrocken hat. Ich habe beschlossen, dass es okay sein wird, dass ich es aushalten werde, falls sich keiner mehr für mich interessieren sollte, ohne Kunststoff in den Wangen, ohne Lippenlifting, ohne Fadenlifting, ohne Nervengift in meinem dritten Auge. Wenn mich keiner mehr schön findet, vielleicht morgen schon, dann ist es in Ordnung, weil ich unter viel Mühen einen Beautybasar in meinem Inneren eingerichtet habe. Wenn man jung ist, kann man sich auf seine Äußerlichkeiten stützen, aber es kommt eine Epoche im Leben, in der man mehr braucht als sein Aussehen. Bevor dieses Alter erreicht ist, muss man sich um eine Inneneinrichtung kümmern, die so geschmackvoll, so elegant, so anmutig, so liebevoll ist, dass jeder darin wohnen will. Vor allem man selbst. Dieses Interieur heißt Charakter und Courage. Charakter lässt sich nicht kaufen, und Courage ist nicht die Abwesenheit von Angst, sondern sich zu fürchten und trotzdem nicht wegzulaufen. Ich fürchte mich auch vor dem Älterwerden, und man könnte sagen, dass ich unmodern bin, mich heutzutage allen Ernstes über so etwas Selbstverständliches wie Botox und andere Maßnahmen zu echauffieren. Auch kann man so argumentieren, dass es doch geradezu emanzipiert und feministisch sei, mit seinem Körper anzustellen, was man will, dass wir nun mal in einer Zeit leben, in der jeder Mensch das Recht hat, seinen eigenen Schönheitsidealen zu folgen. Das stimmt zu hundert Prozent. Ich bezweifle nur, dass es sich immer um die eigenen Ideale handelt. Was macht es mit Mädchen, wenn sie bereits in der Jugend vorgelebt bekommen, dass man alles an sich umtauschen kann? Wenn sie mitbekommen, dass Schönheit etwas sein soll, was man shoppen kann? Wenn sie Zeuge werden, dass sich bereits Frauen Mitte zwanzig ihre Stirn straffen lassen, weil sie gesagt bekommen, man müsse frühzeitig damit beginnen? Ich glaube, es macht vor allem eins: unsicher. Unsicherheit ist Brutstätte von Angst. In einer Welt voller Kardashians will ich lieber eine Stevie Nicks sein. Bereits vor fünf Jahren sagte eine Bekannte mal, sie würde das echt nicht verstehen, warum ich nichts machen lasse, sie zog dabei, während sie Auto fuhr, mit ihrer rechten Hand meine linke Wange hoch. Mit ein bisschen Filler im Jochbein würde ich doch viel frischer aussehen, und außerdem, pfff, sei sie im Übrigen sicher, dass Romy Schneider das auch gemacht hätte, wenn es das damals schon gegeben hätte. Ach, vermutlich, fuhr sie fort, gab es das schon in den Siebzigern in Schauspielerkreisen, und sie hat es gemacht. Ich mochte nicht, wie sie an meiner Wange zog. Wenn ich mir heute das Foto anschaue von genau diesem Tag, wie ich lächelnd vor einer Palme stehe, erstaunt mich, dass ich ihr nicht eine gescheuert habe.

Es gibt eine amerikanische Fotografin, die über vierzig Jahre lang fünf Schwestern einmal jährlich porträtiert hat. Nachdem ich diese Fotostrecke sah, war ich ehrfürchtig vor der Zeit, die etwas mit uns macht, ob wir wollen oder nicht. Die Zeichen hinterlässt, die sich eingräbt in uns, dass ich Frieden mit der Vergänglichkeit gemacht habe. Wir können das Altern nicht aufhalten, mit nichts. Es bliebe der Versuch, das Leben anzuhalten. Es gibt keinen Grund, das zu tun. Das wäre ja so, als sei ein Leben lang Frühling, immerzu Frühling, niemals Herbst. Als sei man immerzu siebzehn. Ich bin nicht auf die Welt gekommen, um immerzu siebzehn zu sein. Menschen, die der Natur nachhelfen, sehen in meinen Augen auch nie jünger aus, sie sehen nur anders aus. Tage, an denen ich mich selbst nicht mag und in einem schlechten Licht sehe, gab es schon immer. Es gab sie mit siebzehn, mit dreißig und es gibt sie heute. Das Problem ist viel älter als das Älterwerden: Das Problem war immer ich selbst. Wenn ich mir Fotos angucke, auf denen ich jünger bin, sehe ich pralle Wangen, volle Lippen. Aber warum fühlte ich mich damals so selten schön? Weil Schönheit oder die Abwesenheit genauso wenig mit dem Alter wie mit der Jugend zu tun hat. In diesem Satz liegt große Befreiung. Ich habe ihn mir hinter die Ohren geschrieben an jenem Tag, als mir eine Bekannte erzählte, sie habe sich von einer russischen Kosmetikerin die Haut über die Ohren ziehen lassen. Dafür musste sie über sich ergehen lassen, dass man ihr mit einer Art Stopfnadel einen Faden unter die Haut zog, der am oberen Ende straffgezogen wurde, bis ihr Gesicht die Form annahm, die angemessen juvenil erschien. Dieser Vorgang ist weit verbreitet, er nennt sich Fadenlifting. Sie musste ihm mit Hilfe eines Handspiegels folgen und Stopp rufen, als genug Zug auf ihren Backen lag. Danach, erzählte sie mir später, war sie geschockt. Sie habe wie ein Transvestit ausgesehen. Allerdings nur für wenige Stunden, wenig später fand sie sich phantastisch. Drei Wochen drauf schickte sie mir ein mürrisches Selfie mit den Worten: Ich finde, ich sehe null straff aus. Unzufriedenheit lässt sich nicht dort beheben, wo sie sichtbar ist. Das Äußere überdeckt nie den inneren Zustand. An meinem fünfzigsten Geburtstag schrieb mir eine Freundin, sie wüsste gerne, wie ich es mache, dass ich mit dem Älterwerden so wenig hadere, sie sehe sich selbst nur noch als müde, alte Frau. Dass ich nicht hadere, stimmt nicht. Einmal ging ich vor vielen Jahren zu einem Beauty-Doc, er sagte, mit einer Minidosis für hundert Euro könne er meine Stirn sanft entspannen, das würde mir guttun, weil es doch auch ermüdend sei, immer so alarmiert zu gucken. Er sagte:»Ich habe das auch drin!« Ich müsse ihm nur vertrauen, wie das seine Patienten, unzählige Promis, ja selbst Grüne Politiker seit vielen Jahren tun. Als ich seine Praxis verließ, war ich sicher, dass ich das einfach mal ausprobieren würde, ist doch kein großes Ding, Mensch, das machen doch alle, du kleiner faltiger Angsthase. Den Rest des Tages straffte ich mein Gesicht mit einer Hand, mit der anderen versuchte ich ein Handyfoto davon zu machen. Beim Einschlafen fielen mir seine Worte wieder ein:»Die Schatten um Ihre Mundwinkel sind schon recht tief, das wird mit der Zeit immer deutlicher werden, da sollten Sie auch drüber nachdenken.« Und später könne man dann auch noch mal über mehr Volumen in den Wangen sprechen, aber das habe noch Zeit. Als er bemerkte, dass ich nicht ganz überzeugt war, sagte er:»Frau Kaloff, Botox ist keine Reise auf den Mond!« Der lateinische Begriff Dignitas bedeutet Würde, und er bezeichnet die Eigenschaft, eine einzigartige Seinsbestimmung zu besitzen, die jeden Menschen von allen anderen Menschen unterscheidet. Die philosophische Schrift »Über Anmut und Würde« von Friedrich Schiller erschien 1793. Schiller beschreibt darin, wie sich die geheimsten Rührungen der Seele auf der Außenseite des Körpers offenbarten. Man hat ja immer die freie Wahl zwischen Selbstachtung und Selbstverwerfung. Egal, ob wir uns die Brüste vergrößern oder die Schamlippen verkleinern lassen, ob wir Tausende von Euros dafür bezahlen, wir werden niemals aus unserer Haut können, wir werden für immer wir selbst sein. Die stille Beobachterin sein, die niemals altert. Sie war schon immer da drinnen und hat herausgeschaut.

## All We Have Is Now

Das Unbekannte ist das, was die größte Angst macht. Der Tod ist eines dieser letzten Dinge, die ich einfach nicht begreifen kann, meine größte Angst. Die eine Angst, die hinter jeder Angst stand, die ich mein Leben lang hatte. Ich flog nach Mexiko, brachte Totenköpfe aus Pappmaché mit, plapperte nach, dass der Tod in anderen Kulturen überhaupt nicht negativ betrachtet wird, und nichts änderte sich an meiner Aversion. Ich verstehe ihn nicht. Aber wer tut das schon? Wer kann begreifen, wie ein Mensch dir heute noch auf der Straße entgegenkommt und am anderen Tag weg ist. Weg, einfach weg. So wie Manni, ein fremder Mann, der vorne in meiner Straße wohnte, den ich beinahe täglich sah, nie mit ihm sprach. Plötzlich hing vor ein paar Monaten ein Zettel an seiner Haustür: Er sei überraschend gestorben. Jeden Tag, wenn ich an seinem Haus vorbeikomme, frage ich mich, wo er und seine Lederkutte nun sind. Vielleicht versteht man den Tod besser mit einem neuen Studiengang der Universität Regensburg: ab 2020 bietet sie den Masterstudiengang »Perimortale Wissenschaft« an. Perimortal benennt den Zeitraum um den Tod herum. Der Studiengang soll Menschen beibringen, professionell mit dem Tod umzugehen. Geht das? Ich möchte nicht mit ihm umgehen, aber ich hoffe immer noch, das Leben würde mich lehren zu sterben. So wie es Rocko Schamoni mit dem Song »Leben heißt sterben lernen« sagt. Als ich vor kurzem auf einem Konzert des Sängers war, und er, in den jede Frau in Hamburg verknallt ist, da oben auf der Bühne stand, hatte ich drei Minuten lang das Gefühl, einverstanden zu sein. Es fühlte sich an wie eine sanfte Kapitulation. Kurz drauf hatte ich wieder das Woody-Allen-Syndrom, das mich als Vierjährige schon plagte. Wenn jemand nur das Wort Tod benutzt oder ich zufällig an einem Beerdigungsinstitut vorbeilaufe, bekomme ich Beklemmungen. Woody Allen sagte mal, er finde die Idee von Reinkarnation grundsätzlich eine nette Vorstellung, aber er möchte verdammt noch mal in seinem Wohnzimmer wiedergeboren werden. Ich auch. Der Tod wurde in unserer Familie nicht gerne erwähnt, wir tun schon immer so, als gebe es ihn nicht. Es tut so gut, ihn zu verwerfen, ihn zu vergessen oder wenigstens totzuschweigen. Aber ganz gleich, ob mit vier oder mit fünfzig Jahren, hat sich nichts daran geändert: Ich fürchte mich vor ihm so sehr, dass er mir mein Leben immer wieder versaute. Bis mir ein Licht aufging: Angst stoppt nicht den Tod, sie stoppt das Leben. Der Tod sitzt so oder so mit am Tisch: Memento mori – sei dir der Sterblichkeit bewusst. Also habe ich mir eines Tages gesagt, wenn er die andere Seite der gleichen Münze ist, wenn es das Leben ohne ihn nicht gibt, dann sollte ich langsam anfangen zu leben. Ihn zu fürchten wie die Pest hat mir das Leben nämlich nicht schmackhafter gemacht. Stimmt, wir haben keine Wahl, er ist final, aber das Leben ist voller Möglichkeiten. Vielleicht ist es das, was er uns beibringen will. Angeblich rauscht das Leben in dem Moment des Todes innerhalb von neun Sekunden vor dem inneren Auge noch mal vorbei. Das hörte ich mal auf einem Vortrag vor ein paar Jahren. Das erzählte der Lehrer völlig gefasst am zweiten Tag des Kurses morgens um sechs. Neun Sekunden, das ganze Leben, das ist nicht viel. Welche Rolle spielen dann all die banalen Dramen, die man jeden Tag für relevant hält, wenn am Ende nur ein neunsekündlicher Trailer draus geschnitten wird? Und ist das möglicherweise eine gute Nachricht? Vielleicht hat etliches, dem wir so viel Aufmerksamkeit und Energie schenken, gar keine Bedeutung. Vielleicht ist ganz viel einfach ganz fürchterlich wurscht. Und vielleicht sind andere Erlebnisse, die wir im Eifer des Alltagsgefechts nicht so richtig mitbekommen, durch die wir durchsprinten, als müsse alles nur möglichst schnell erledigt werden, die wirklich wichtigen? Kinder sind die besten Lehrmeister. Kaum auf der Welt, können wir kaum abwarten, dass sie durchschlafen, krabbeln, laufen, ihren ersten Zahn, Haare bekommen. Kaum sind die ersten Zähne da, rütteln wir an den nächsten, ob sie reif sind für die Schule. Wir wollen das Zähneputzen, das Baden, das Abendbrot, das Schwimmen- und Schreibenlernen abhaken. Kinderkrankheiten, Kindergarten, Grundschule, Schulzeit, die Pubertät hinter uns bringen. Und plötzlich halten wir den Eimer und ihr Haar, weil wir versäumt haben, ihnen beizubringen, Schnaps auf Wein, lass das sein. Dann ist auch der erste Kater, das Abitur, der Auszug, die Kindheit abgehakt. Als vor vielen Jahren eine Freundin von mir sehr jung starb, konnte ich wochenlang nichts Anderes denken als: Diese Sekunde kommt nie wieder. Und dann war wieder eine vorbei und die nächste da, und ich heulte jeder einzelnen hinterher. Am Abend guckte ich in den toskanischen Himmel und sah Millionen Glühwürmchen. Als ich in dieser Nacht wach wurde, stand sie an meinem Bett. Sie sagte:»Vergeude nicht dein Leben, Peanut!« Sie nannte mich manchmal Peanut, so wie Sailor in dem Film»Wild At Heart« von David Lynch aus dem Jahr 1990 Lula nannte. Von da an war ich mir nach jeder Sekunde bewusst, dass eine Sekunde vorbei ist und niemals wiederkommt. Paar Tage drauf fuhr ich mit meinem Mann in die Prada-Outlet-Mall in der Nähe von Florenz und kaufte einen Jeansrock für die Hälfte des Originalpreises. Während der Anprobe vergaß ich, dass dieser Augenblick nie wiederkommen wird. Nichts können wir festhalten, alles, was wir haben, ist jetzt. Neun Sekunden, da muss man die Rollen verdammt gut besetzen. Der tibetische Zen-Buddhismus-Mönch Thich Nhat Hanh sagt, dass wir nicht sicher sein können, morgen noch am Leben zu sein, ist das, was uns leiden lässt. Das ist Teil der Vergänglichkeit, der Unbeständigkeit des Lebens. Wie können wir mit diesem Gefühl umgehen? Indem wir das Leben als eine Reise betrachten, einen temporären Urlaub, den wir auf der Erde machen. Eine kleine Unterbrechung der Unendlichkeit, zu der die Seele in einen kleinen Körper gestopft wurde, um Erfahrungen zu sammeln. Eine ziemlich limitierte Angelegenheit eigentlich. Und indem wir im gegenwärtigen Moment leben. Das ist es, was spirituelle Meister wie Thich Nhat Hanh oder auch Ram Dass (Psychologie-Professor der Harvard-Universität, bevor er Hindu wurde und aufgrund von bewusstseinserweiternden Experimenten und mit seinem Buch»Be

Here Now« bekannt wurde) empfehlen. Wir müssen uns gut um den gegenwärtigen Moment kümmern, damit wir in der Zukunft nichts bereuen. Eine Art, sich gut um die Gegenwart zu kümmern, ist Thich Nhat Hanh's Hugging-Meditation. Wenn wir jemanden umarmen, sollen wir uns bewusstmachen, dass die Person vor uns und wir selbst am Leben sind. Die Augen schließen, einen tiefen Atemzug nehmen, uns selbst und die geliebte Person in 300 Jahren von jetzt an visualisieren. Weiter als bis zu diesem Teil der Übung kam ich noch nie, weil allein der Gedanke, dass wir in 300 Jahren zu Staub zerfallen sind, so unerträglich ist. Aber genau darum geht es. Nicht darum, traurig zu werden, sondern die Kostbarkeit des Moments mitzubekommen. Was ist er sonst wert, wenn wir nicht anwesend sind, wenn wir während des Umarmens im Gedanken schon zehn Schritte und Mails weiter sind? Das Atmen vor dem Umarmen erinnert daran, dass wir nur vorübergehend hier sind. Einatmen, ich weiß, dass das Leben in diesem Moment wertvoll ist. Ausatmen, ich wertschätze diesen Moment des Lebens. Wenn man dann die Arme öffnet und eine andere Person hält: Einatmen, ich weiß, dass der Mensch in meinen Armen noch am Leben ist. Ausatmen, ich bin so glücklich darüber. Allein beim Aufschreiben möchte ich alle noch mal umarmen, die ich jemals umarmt habe. Möchte, dass wir alle in 300 Jahren noch hier sind und ganz viel Weißmehl essen. Vielleicht hätte ich das Bedürfnis nicht, wenn ich seit fünfzig Jahren die Hugging-Meditation durchgeführt hätte. Diese Art der Achtsamkeit ist nichts Neues, wird aber im Alltag immer wieder vergessen, weil wir eben keine tibetischen Mönche sind, sondern auf unseren Handys rumdaddeln, von einem Ereignis, von einem Urlaub, von einem Termin, von einer Beziehung zur nächsten hetzen, und plötzlich, auf einmal war es schon das Leben. »Auf einmal war es schon das Leben«, so heißt auch ein Gedichtband von Eva Strittmatter. Das Buch hat mir meine Mutter mal geschenkt, ich habe mich viele Jahre nicht getraut, es auch nur anzufassen, so sehr hat mich der Titel geängstigt. Es gibt noch eine weitere Meditation von Thich Nhat Hanh, die ich empfehlen kann. Man stellt sich vor, wie Gesundheit, Liebe, Menschen, materieller Besitz, einfach alles aus dem Leben verschwindet. Und wenn man all das hat gehen lassen, geistig verloren hat, stellt man sich vor, wie man es wieder zurückbekommt. Stück für Stück, Mensch für Mensch. Wer das einmal gemacht hat, ohne Rotz und Wasser zu heulen, dem ist nicht zu helfen. Es bringt uns verdammt nah an das heran, was uns wichtig ist. Es ist eine einfache Wahrheit: Heute kommt nie wieder. Wenn heute nie wiederkommt, müssen wir dann nicht das Maximum aus dem Tag machen, alles rausholen, alles erleben? Müssen wir dann nicht noch schnell mit der größten Achterbahn fahren, auf Safari gehen, Segeln lernen, Sex mit allen haben, auf 10 000 Meter hohe Berge klettern, auf Bärenjagd gehen, jedes Wochenende feiern gehen, Drogen nehmen, jede Gelegenheit mitnehmen, im Iglo schlafen, in einem Heißluftballon über Afrika fliegen, auf der Fashion Week bei Chanel in der Front Row sitzen, den Dalai Lama, Barack Obama und Kanye West treffen? Ich glaube nicht. Ich glaube, dass es gar nicht so sehr drauf ankommt, wahnsinnig tolle Sachen zu unternehmen, um das Leben zu spüren. Dass all diese Dinge kein Garant sind für Zufriedenheit, dass es weniger um Quantität als um Qualität geht, dass man weniger in die Breite, mehr in die Tiefe leben muss. Wenn es stimmt, dass heute nie wiederkommt, muss man die banalsten täglichen Dinge so verrichten, als sei es das. Sein Gesicht waschen, seine Zähne putzen, den Müll runterbringen, das Meer angucken, sein Bett machen, an einer Hyazinthe riechen, Tee trinken, die Pflanzen gießen, als sei das alles, was wir haben. Denn das ist es: Alles, was wir haben. Wenn ich das fühle, fühlt sich alles rar, wertvoll an, wie eine seltene Gelegenheit, die nie wiederkommt. Wenn wir tot sind, können wir keinen Tee mehr trinken. Wir wissen nicht, wann es das letzte Mal sein wird, dass wir Tee trinken oder einen Menschen umarmen, den wir lieben. Ich weiß nicht, wann es das letzte Mal sein wird, dass ich allein vor dem Spiegel zu »Crystal« von »New Order« tanzen werde. Wann ich das letzte Mal mit nassen Haaren an einem heißen Tag Fahrrad fahren werde. Wann ich das letzte Mal beim Aufwachen das Eichhörnchen, das auf den Namen Jacques getauft wurde, in dem Baum vor meinem Fenster sehen werde. Wann der Tag sein wird, an dem ich das letzte Mal die goldenen Slingpumps mit dem Schlangenkopf oder einen Schnorchel tragen werde. Man muss den letzten Saft aus jedem einzelnen, noch so profanen Moment pressen. Das gelingt nur mit wach, mit anwesend sein. Auch wenn das manchmal lästig ist, auch wenn das Wort Achtsamkeit nicht so sexy klingt wie Fallschirmsprung. Selbst dann, wenn klagen so viel bequemer ist als dankbar zu sein.

Am letzten Morgen auf Hydra stehe ich um halb sechs auf. Die Sonne geht gerade hinter dem Berg über dem Kloster auf. Am Hafen stehen bepackte Esel, die ersten Touristen, wartet die Fähre, die mich zurückbringt nach Athen. Sobald du verrätst, dass du Abstand brauchst, eine Situation hinter dir lassen, deine Heimat vorübergehend verlassen willst, teilt dir jeder Klugscheißer unaufgefordert mit: »Na ja, du weißt schon, man nimmt sich immer selbst mit.« Ja, ich hatte alles von mir mitgenommen

und hätte alles dafür getan, um vor diesem letzten Kapitel wegzulaufen. Hätte es so gern einfach unter den wackelnden Tisch
fallen lassen, wäre so gern wieder vor mir geflohen. Aber ich
habe es nicht getan. Aushalten, was man empfindet, zu fühlen,
was man fühlt, die Empfindungen nicht wegmachen zu wollen,
erfordert Mut. Wenn man sich dem erst mal öffnet, macht man
das Tor auf für die ganze Sache. Das Helle und das Dunkle. Das
Schöne und das Hässliche. Das Leben und den Tod.

Als mein Sohn sehr klein war, fuhren wir mal zusammen
an der Ruine der ehemaligen Kirche St. Nikolai auf der Willy-
Brandt-Straße vorbei. Es ist ein Mahnmal für Kriegsopfer. Die
Kirche wurde während der Luftangriffe 1943 zerstört. Er saß
hinten in meinem Auto und fragte: Mama, was ist das? Ich
hatte mit dem Berufsverkehr zu kämpfen und brummelte was
von ausgebombter Kirche. Er war einen Moment still, dann
sagte er: »Wir geben uns alle so viel Mühe, Mama, und am Ende
sterben wir doch.« Wie soll man so einen Satz hören, denken,
schreiben, ohne umzukommen vor Traurigkeit? Wie soll man
diese Angst aushalten? Indem man in jedem Moment des Lebens stirbt, bei jedem Atemzug stirbt. Indem man fühlt, dass
der Tod zum Leben dazugehört, dass man das eine ohne das
andere nicht haben kann. Indem du am Morgen aufwachst und
jede Sekunde glücklich bist über diese Tatsache. Indem du die
goldenen Schuhe jetzt trägst, nicht wartest, bis der große Tag,
die große Liebe kommt, sondern liebst, nicht hoffst auf nächs-
tes Jahr, in dem alles besser sein wird, nicht zögerst, ob und
wann du jemandem sagst, dass du ihn magst, riskierst, dass
dir vielleicht das Herz gebrochen wird, weil du weißt, dass es
nichts zu verlieren gibt, dich traust, fundamental uncool und
weich zu sein, dich wagst, nackt über die Straße zu laufen,

deinen Körper bewegst, solange du ihn bewegen kannst, tanzt, als würde keiner gucken, nicht aufschiebst, zu verzeihen, nicht auf die passende Gelegenheit wartest. Indem du begreifst: Das Leben ist die Gelegenheit. Dass keine bessere kommt, und dass das ein verdammtes Privileg ist. Indem du dich in jedem verfluchten Moment daran erinnerst, dass, während du den nächsten Atemzug nimmst, jemand seinen letzten nimmt: Holy Shit, We're Alive!

## Links

DailyOM: http://www.dailyom.com/

Meditations-App »Insight Timer« für geführte Meditationen zum Beispiel von Sarah Blondin: https://www.sahrablondin.co

Kundalini Yoga: Übung »Fists of Anger«
Es gibt auf YouTube Videos davon, ich mag am liebsten die Version von Mikal Vega. Er war 22 Jahre lang Militärveteran und ist Gründer von Vital Warrior, eine nichtmedizinische Methode, um mit posttraumatischem Stress umzugehen. Seine Kurse sind auch auf RA MA TV kostenlos verfügbar: https://rama-tv.com/classes/vital-warrior-mikal-vega-fists-of-anger/

RA MA TV
Ist die Plattform von Guru Jagat für Kundalini Yoga, man kann dort kostenlos Meditationen, Vorträge, Übungsreihen machen. Oder auch durch einen monatlichen Beitrag Mitglied werden. https://ramayogainstitute.com/guru-jagat/
Hier findet man mehr über Yogi Bhajan, verstorbener Meister des Kundalini Yogas: https://www.libraryofteachings.com/

»The Work« von Byron Katie
Die ganze Methode The Work kann man online ansehen: https://thework.com/sites/deutsch/
https://thework.com/

Susanne Kaloff
**Nüchtern betrachtet war's betrunken
nicht so berauschend**
Ein befreiendes Experiment

Seit ich aufgehört habe, Alkohol zu trinken, werde ich häufig von Männern gefragt: »Na, haste Angst, die Kontrolle zu verlieren?« Ich antworte neuerdings: »Nee, ich hab' nur keine Lust, aus Versehen neben dir aufzuwachen.«
Dieses Buch handelt von Dramen, Filmrissen, Ersatzdrogen und dem Rausch der Askese. Es ist für all die Frauen, die wissen, wie beschissen es sich anfühlt, eine Céline-Tasche in einer Nacht zu verlieren, die wünschten, sie würden peinliche SMS, die unter Rosé-Einfluss versendet wurden, rückgängig machen können und denen das Lachen irgendwann zwischen dem zweiten und dritten Glas ein bisschen im Hals stecken geblieben ist. Auf uns, Schwestern!

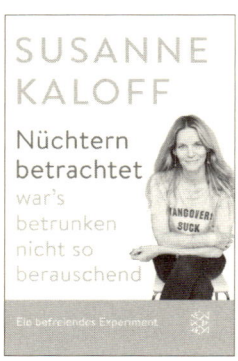

256 Seiten, broschiert

Weitere Informationen finden Sie auf
*www.fischerverlage.de*

AZ 596-70023/1